毎日10分
長生き風呂カラオケ

渡邉雄介
Yusuke Watanabe

中央公論新社

風呂で歌って、元気に生きていく

この本は、
「声とのど」の専門医である私がおすすめする、
「人生100年時代を、
風呂カラオケで
溺れず転ばず、誤嚥しないで
生きていく」
ための、ガイドブックです。

お風呂は、うまく歌えて気分が上がり、
「のど」のトレーニングにも最高の、
ひとりカラオケボックスです。
だれも見ていない空間で
のんびりお湯に浸かって、
身も心も、のびのびリラックス。

湯気でのどがうるおって
ラクにいい声が出るし、
すばらしいエコーもかかります。

気分よく歌えば
「のどと舌の筋トレ」や
「全身運動」にもなって
そのご利益がすごいのです。

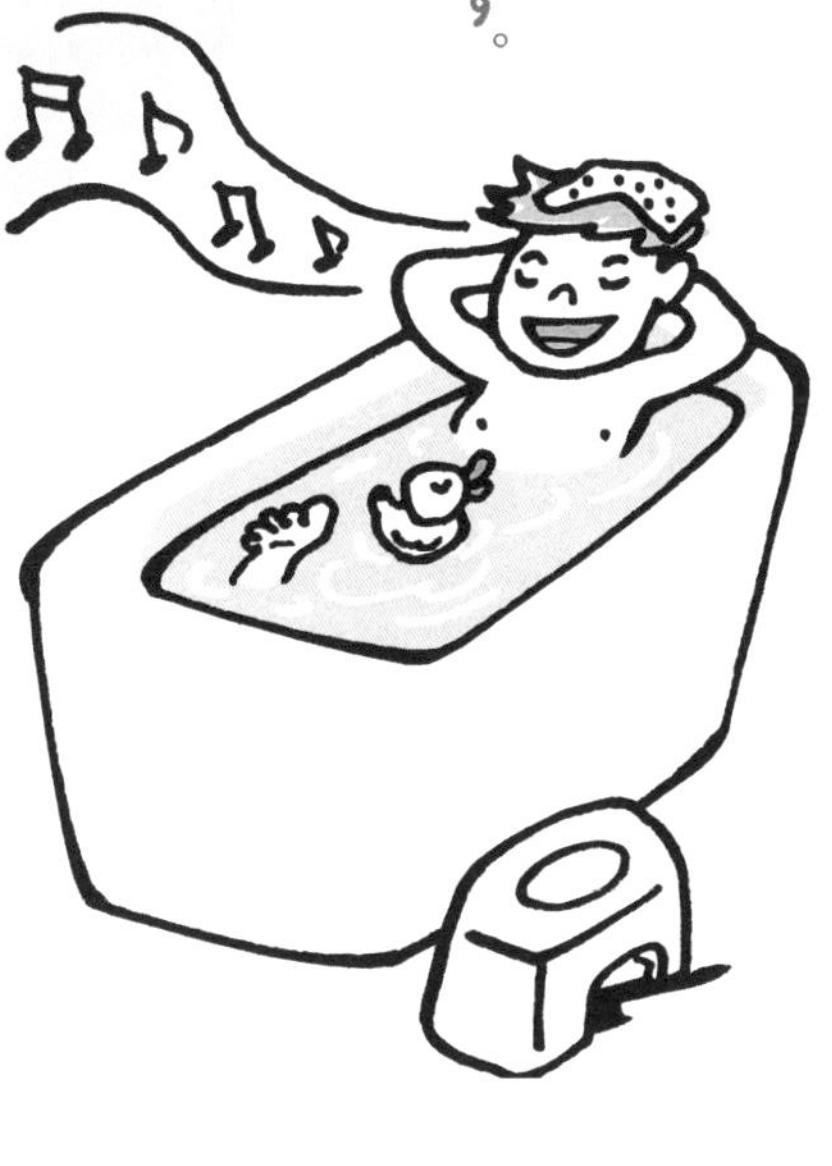

風呂カラオケは、

- しゃべらなかった日も、ちゃんと「発声」できる。
- のどの調子で、「今日の健康状態」がわかる。
- 記憶と感情が活性化し、認知症が遠ざかる。
- ストレスがやわらぐ。
- 胃腸のマッサージになり、便秘解消。
- よく眠れる。
- 声も顔も老けない。
- ムセたりよろけたりしにくくなる。

そして、入浴中に溺れない！

いいことずくめです。

世にもかんたんでお得な
極ラク健康法、
風呂カラオケを、
今日から始めましょう！

はじめに

入浴中にウトウトしたら、風呂カラオケの始めどき

風呂カラオケを、もっと世の中に広めよう。

「声とのどの専門医」である私が、そう決心したきっかけは、**「65歳以上の高齢者が、交通事故死の2倍以上、年間5000人も入浴中に溺れて亡くなっている」**というニュースを知ったことでした。

「いい湯だな」とゆったりしすぎて、ウトウト寝入って、ブクブク沈んでしまう。

長湯でのぼせて熱中症になる。

立ちくらみなどで失神して浴槽に倒れこむ。

鼻と口が湯に浸かっても目覚めなかったり、動けなかったりすると私たちは数分で

窒息して、あっけなく命を落としてしまいます。

交通事故死を減らすための対策は、酒酔い運転の取り締まりから免許返納プッシュまで、「国を挙げて」という感じで長年、大々的に行われています。

けれども「入浴中の溺死」を減らす対策というのは、ほとんど聞かないですね。

「お湯の温度は41℃まで、入浴は10分以内が安全です」という呼びかけや記事を時々見かけますが、「10分」の見極めは、なかなか難しい。

もうちょっとなら大丈夫……と思っているうちに、ふっと寝入ってしまいそうです。

かといって、せっかくのリラックスタイムに、タイマーをかけるのも気ぜわしいでしょう。

お風呂の溺死は、私の専門である「声・のど」と深くかかわります。

そこでひらめいたのが、のどの筋トレを兼ねた「10分以内の風呂カラオケ」でした。

歌い終えたら浴槽から出る。これなら溺れる心配がない！

自己紹介をさせていただくと、私は声の専門医。山王メディカルセンターの東京ボイスセンター長として、梅沢富美男さん、天童よしみさん、ＤＡＩＧＯさんなどのプロフェッショナルから一般のかたまで、８０００人以上の「声とのど」の外来診療、リハビリ、手術をあずかってきました。

いつも不思議に思うのです。

私たちは食べ物などがのどに詰まったら命にかかわることもありますし、のどがちょっと腫れただけでも、しゃべるのも食事するのも不自由になって、もう大変です。

それなのに「健康のために、何かやっていますか？」と聞かれたとき、「足腰を鍛える」「脳トレをする」「栄養のバランスを考える」などの回答はよく耳にしても、**「のどを鍛えている」と答える人は、ほとんどいませんね。**

のどは、「発声」「呼吸」「嚥下＝食物をゴックンとのみこみ、食道から胃に送る」という、命と直結する働きだけでなく、実は「力を出す」ことや**「とっさのとき、転ばないように足を踏ん張る」ことととも密接にかかわって**います。

のどこそ、要介護にならずに、自分のことは自分でやって生きていくカナメ。

その働きを支えるのが、のどの筋肉群です。

「のどの筋トレ」は、人生100年時代に必須のトレーニングなのです。

私はこれまで、風呂カラオケを「楽しく効果的なのどの筋トレ」として、テレビ番組などでもおすすめしてきました。

湯気の上がる温かい浴室は、のどを痛めない、理想の環境です。

本書では、新たに「10分以内」「歌い終えたらゆっくり立ち上がる」ルールを取り入れたことで、**ワタナベ式風呂カラオケに、「入浴中に溺れない」という救命メリッ**

トが加わりました。

「入浴中にウトウトしてしまう」
「最近つまずきやすい」
「食事中によくムセる」

ひとつでも思い当たったら、風呂カラオケの始めどきです。
今は問題ないかたも「転ばぬ先の杖」として、ぜひ習慣にしてください。

渡邊雄介

目次

CONTENTS

第1章

今日から始める、ご長寿風呂カラオケ

昭和の日本レコード大賞曲や懐メロの人気曲、童謡・唱歌がおすすめ

突然ですが、お風呂で歌ったことが一度もないかた、いらっしゃいますか？

人前では恥ずかしくて歌えなくても、お風呂ではつい鼻歌が出ませんか？

「好きな歌を3曲歌い終えたあとは、歌が得意な人もそうではない人も唾液の量が増え、ストレスホルモンが減っていた」という報告があります。

湯気の立ちのぼる温かい浴室は、湿気でのどがうるおって負担がかかりにくいので、のどの筋肉のトレーニングに最高の環境です。

無理なくいい声が出るし、四方が硬くなめらかな壁なので、音もよく響きます。

お湯に浸かって好きな歌を歌うと、とてもうまく歌える。のど筋の衰えを食い止め

るのに、こんなに楽しいトレーニングはありません。
まずは風呂カラオケの方法から。

ワタナベ式　風呂カラオケの方法

お風呂に浸かって、好みの昭和歌謡や童謡・唱歌を3曲歌う。
持ち時間は10分以内。お湯の温度は41℃まで。
1曲目はいつも同じ定番曲でのどの調子を確かめる。
あとの2曲は自由に。
歌い終えたら、ゆっくり立ち上がって浴槽から出る。

これで「浴槽で溺れる」悲劇を防げると思います。

入浴中のウトウト居眠り、のぼせや熱中症、立ちくらみ。全部防ぎます

まず、歌詞を思い出してメロディーに乗せて歌うとき、脳はほどよく活性化するのでウトウトしません。

また、10分以内ルールで熱中症にもならないし、浴槽からゆっくり出るので、立ちくらみを起こして失神し溺れることもほぼ防げます。

なぜ昭和歌謡や童謡・唱歌をおすすめするのかというと、歌詞やメロディーが頭に入っているので、のどの調子に集中して、気持ちよく歌えるからです。

とりわけ、昭和の日本レコード大賞受賞曲や「懐メロ人気ランキング上位曲」は、テレビなどで繰り返し放送されることもあって、よく覚えていますよね。

さらに、昭和のヒット歌謡曲は全般に音域が広く、喜怒哀楽、愛憎などの感情を豊かに歌い上げています。

それにより、**口のまわりの筋肉やのどの筋肉、舌が活発に動き、のど筋トレーニング曲として優秀**なのです。

童謡や唱歌も音域の広い、楽しさやうれしさにあふれた曲が多くて、気も晴れます。

1曲およそ3分。定番曲＋自由に2曲＝合計3曲で10分以内。

これは時間の見当がつけやすく、その日の気分でいろいろな歌を楽しめてあきないし、歌によって、のどのさまざまな筋肉を動かせます。

昭和歌謡や童謡・唱歌にはタイムマシーン効果があって、「歌えば一瞬で、懐かしいできごとや人がありありとよみがえり、脳が元気づく」こともポイントです。

認知症の予防・リハビリのための「回想法」というトレーニングでは、過去のできごとを思い出して語ることで、脳の血流量が増えることが確認されています。

お風呂は個室で、だれも見ていません。思いきり歌いましょう。うろ覚えの部分はハミングや、歌詞を「ねいねい」に置き換えて歌います（P112）。どちらも、のどに無理な力がかからない、すぐれたのどの筋トレです。

女性の半数が90代まで生きる時代、転倒・骨折を風呂カラオケで予防する

風呂カラオケを続けることによって、**「介護が必要になる原因」**の上位**「転倒骨折」と、80歳以上のかたの死因にとても多い「誤嚥性肺炎《ごえんせいはいえん》」**を予防でき、認知症につながる**「老人性うつ」**もやわらぎます。

今、日本人のほぼ3割が高齢者（65歳以上）になり、厚生労働省は、**「90歳まで生きる割合は、2016年生まれで男性4人に1人、女性は半数」**と予測しています。

人生100年時代、はやばやと要介護や寝たきりになったら大変です。

介護の人手も、今後ますます足りなくなると言われています。

よくつまずく高齢者のかたは、ほぼ例外なくのどの筋肉が衰え、食事のときにムセやすかったり、声がかすれぎみであったりします。

逆に、スタスタ歩けるかたは、90歳を超えていても声につやとハリがあります。

これは偶然の一致ではありません。

どういうことかというと、**のどの筋肉が丈夫なら、「誤嚥」だけでなく「転倒」の危険もぐんと減る。つまり、元気で自由に動ける老後をキープしやすいのです。**

のどの奥の2枚のヒダ、「声帯」の神秘

では、声は、どうやって出ているのでしょう。

声を出すときに、筋力が大きくかかわっていると言われても、ピンとこないかもしれませんね。実は、のどの筋肉こそ発声の基盤。

カナメは、のどぼとけの内側にある「声帯」です。

長径約1・5㎝、左右2枚で一対の粘膜のヒダで、息を吸うときは開きます。

声を出すときには、吐く息が閉じられた声帯のすき間を通ってヒダを震わせます。

赤ちゃんの産声「オギャー」は、生まれて初めて息を吸い、息を吐いたサインです。

発声中の声帯は、1秒間に100〜200回も細かく振動しています。

声帯がぴったり閉じてよく震えるほど、つややかでよく響く、いい声が出ます。

声帯の周囲には小さな筋肉がいくつも存在していて、私たちはその筋肉を無意識に

老化した声帯

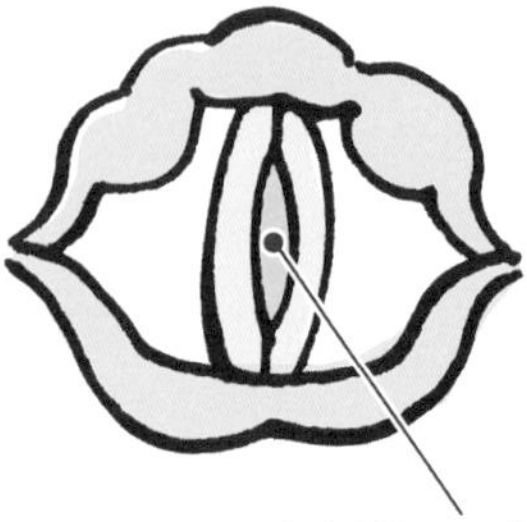

声を出すときに
声帯にたるみが生じ、
しっかり閉じられない

正常な声帯

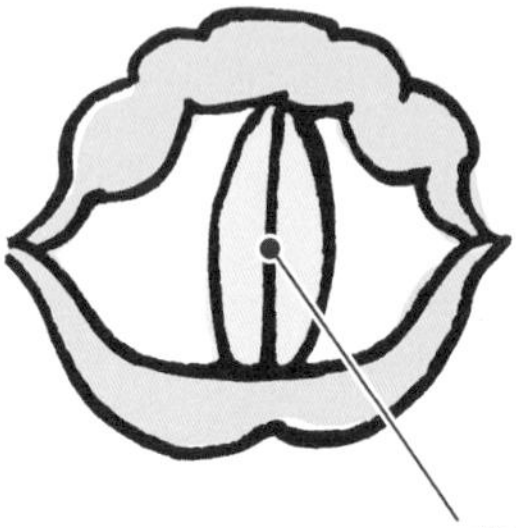

声を出すときに
声帯がしっかり閉じている

コントロールすることで声帯を動かし、震わせ、声を出すことができています。

私は、声帯の振動を支える筋肉群のなかの5つを「声筋《こえきん》」と名づけました。

声筋が衰えたり、トラブルが起きたりすると声帯がぴったり閉じられなくなり、声のかすれや変化という形で表れてきます。

足腰の老化と同じく、声帯の衰えかたも、人によって全く違います。

加齢とともに声帯が痩せてきて、声を出すときに閉じるはずの声帯がいつも開きっぱなしになり、ヒューヒューと空気が漏れるような、気の抜けた声になる人がいます。

声帯の粘膜が乾燥しやすくなる人もいます。うるおい不足になると、声帯のなめらかさと弾力が失われ、声が低くなったり、かすれたりします。

綱引きの「オーエス！」が語る、声帯と踏ん張り力のメカニズム

声帯は「小さな巨人」。たった1・5㎝ほどの筋肉が、体のさまざまな機能や動きと結びついています。

力を込めるときに思わず声が出ることでもわかります。

綱引きのとき「オーエス！　オーエス！」「よーいしょ！　よーいしょ！」と、みんなで**かけ声をかけ力を合わせて、必死で足を踏ん張りますね。**

気合いの「ヨッシャ！」、重いものを動かすときの「エイッ」、立ち上がるときの「どっこいしょ」など、私たちは力を込めるとき、無意識のうちに声を出しています。

スポーツ選手も、勝負どころで、ありとあらゆる独自のかけ声を発しますね。

「発声」によって、より大きな力を出せたり、足をしっかり踏ん張れたりすることを、体はよくわかっているのです。

この「踏ん張り力」にも、声帯の開閉が深くかかわります。かけ声を発するとき、**声帯がピタッと閉じると肺が風船のようにパンパンにふくらみ、上半身が安定して、足をしっかり踏ん張れる**のです。

逆に、支えるのどの筋肉（声筋）が衰えていると**声帯の締まりが悪くなり、口のあいた風船のように、すき間から息が漏れて声はかすれ、上体がふらふら、足元もヨロヨロ**しやすくなります。

誤嚥を防ぐ、のどのフタで、「空気は気道」「飲食物は食道」に仕分けられる

のどの筋肉の任務はいろいろあって、「誤嚥を防ぐ、のどのフタ」の開閉も担当しています。

2006年からの11年間に、食べ物をのどに詰まらせて窒息死した国民は約5万2000人。うち75歳以上が、73％を占めていました（厚生労働省人口動態調査）。**年間約3500人の後期高齢者が、食事のとき窒息して亡くなっている計算です。**

のどにはフタ（喉頭蓋《こうとうがい》）があり、「空気は気道から肺へ」「飲食物は食道から胃へ」と、私たちの意思とは関係なく、交通整理をしてくれています。

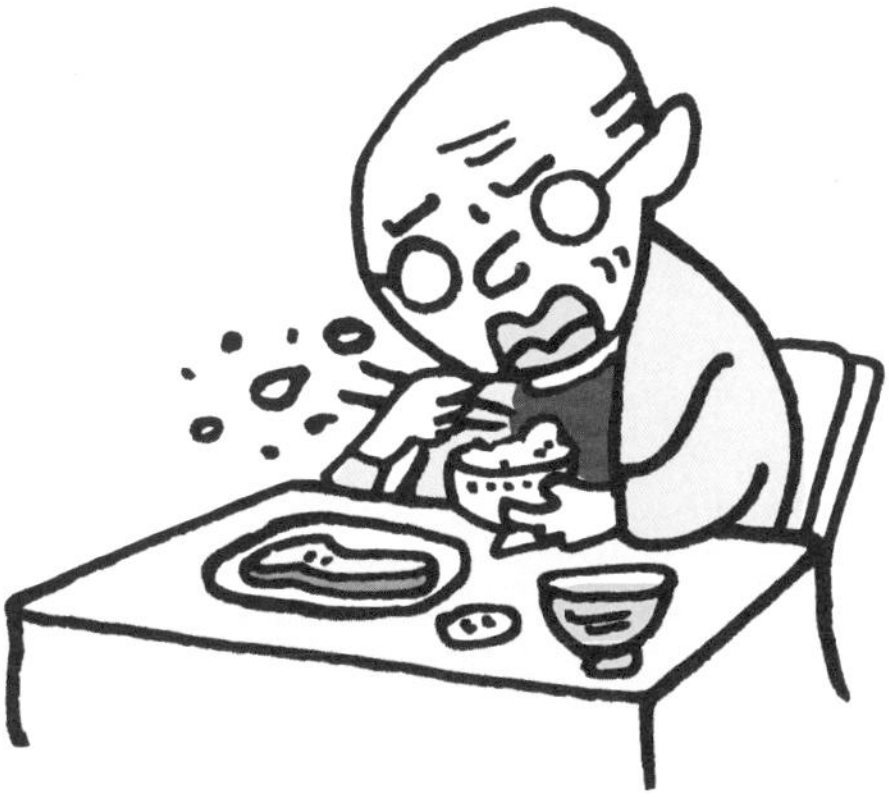

たとえば、もちをのみこむときは気道でなく食道の方に行くように、気道の入り口を、のどのフタがパッと塞ぎます。

ところが高齢になって、のどの筋力が衰えると、フタの反射運動も鈍りやすく、もちが誤って気道の方に入りこみ（誤嚥）、最悪の場合、窒息死に至るのです。

もちのほか、肉やパンも誤嚥の原因になりやすいので、小さく切ったり、ちぎったりして食べてください。

また、高齢者に多い死因「肺炎」の大部分は「誤嚥性肺炎」です。飲食物や唾液、胃液などが誤って気道に入り、一緒に細菌

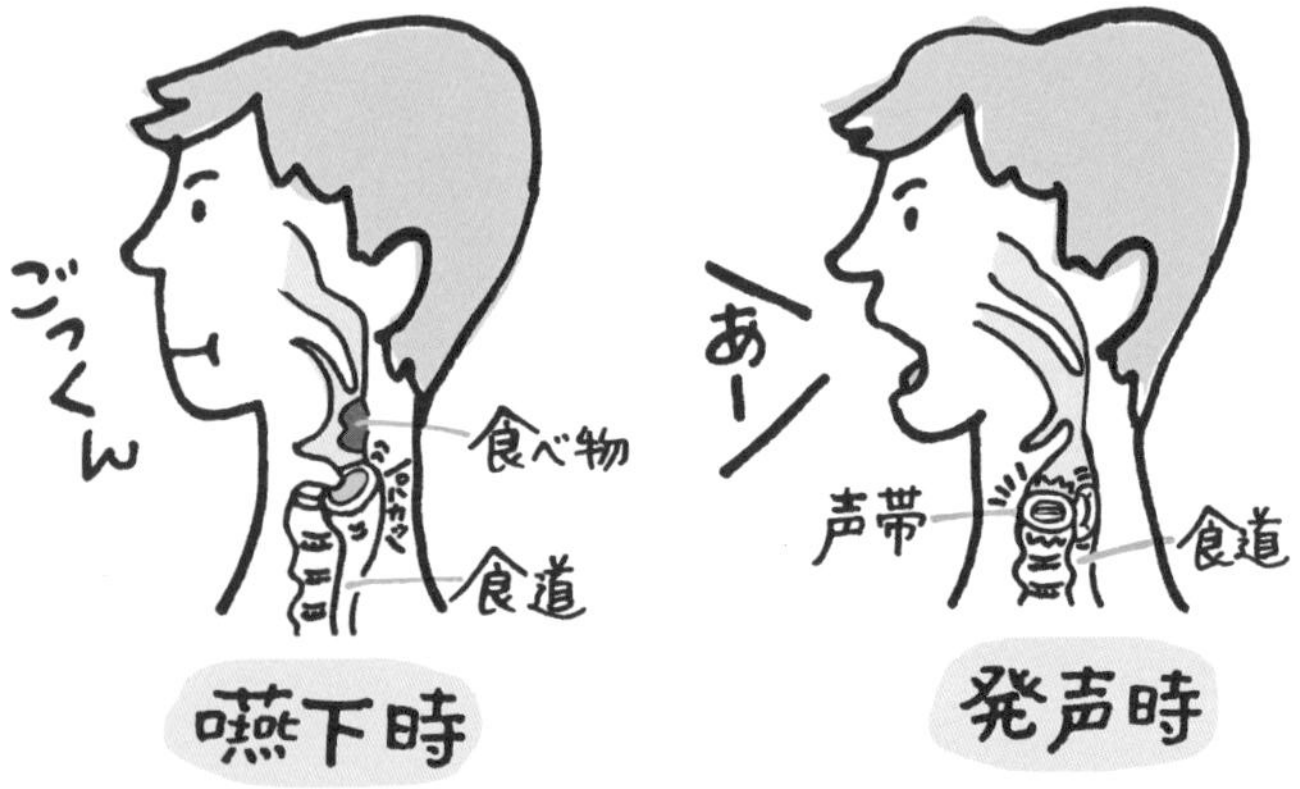

も吸いこんでしまうことで起きます。
風呂カラオケは、この「のどのフタ」の強化トレーニングとしても最適です。

90歳を超えていても、風呂カラオケで若返りを目指せる

私は全国に100人ぐらいしかいない「声とのどの専門医」で、メスも握ります。のどの不調を抱える一般のかたから、歌手や俳優・声優、アナウンサー、歌などのライブを毎日ネット配信する「ライバー」、教師や保育士など、日常的に声を使う職業のかたがたまで、8000人以上の「声とのど」の外来診療、リハビリ、手術をあずかってきました。

私は長年、**「全身の衰えを食い止めるのに、ハードな筋トレは必要ない。のどの筋トレはラクで効果大」**と言い続けてきました。

元気に自由に長寿をエンジョイする。これは、人間として究極の幸せです。

老けこまず、転ばず、寝たきりにならず、ボケず、誤嚥せず、窒息せず、溺れず、老人性うつにも陥らずに生きていけたら……。

それをオールマイティにかなえるのが、のどの筋トレです。

しかも「頑張り」は必要ありません。


「体験者の声」の章（P95〜）を読んでみてください。90代で奥さんに先立たれ、4カ月、だんまり生活を続けたら「しゃべるとムセる」「しょっちゅうつまずく」老衰状態に陥ったかかた。70歳でしつこい風邪からしゃがれ声になったかかた。ライブのネット配信が毎日のノルマでのどを痛めた20代のかた。

90歳を超えていても、20代の若さでも同じく薬や手術なし、数カ月に一度、専門医の指導を受け、風呂カラオケをはじめとする自宅での「のど筋トレ」だけで、見事に回復しています。

足の衰えを防ぐのに1日1万歩は頑張りすぎ。まめに散歩すれば大丈夫ですね。

のども「1日1回は大きく口をあけて発声する」だけで、しないよりはるかに衰えを食い止められます。

すなわち、**声を発しないと人間の心身はみるみる衰えます。**

新型コロナ禍の自粛生活の頃、「巣ごもり」で会話しなくなったら、たちまち声がかすれたり、食事中にムセたり、体がふらついたり、無気力になったりしませんでしたか？


風呂カラオケなら、どんなときも無理なく発声ができます。

まずは、のどの筋力チェックから始めましょう。

のどの筋力　セルフ健康診断

自分の「のどの筋力」は衰えているのか、いないのか。気になりますね。セルフ健康診断をしましょう。

のどの「老い」診断

２つ以上当てはまったら、のど筋の衰えが進んでいます。

□人と話していて、「え？」「今なんて言った？」と、よく聞き返される
□以前は得意だった歌を、うまく歌えなくなった
□ろれつが回りづらいことがある
□声が前より低くなった（女性）、高くなった（男性）
□声がよくかすれる
□お茶や汁ものを飲んでいて、最近よくムセる
□人と話しこんだあと、息苦しさや疲れを感じる
□ほとんどしゃべらない日が、よくある
□トイレでいきむ力が弱って、いつも便秘ぎみ
□段差もないのにつまずくことや、よろけることが増えた
□ペットボトルのキャップを自分であけられなくなった

声出しテスト

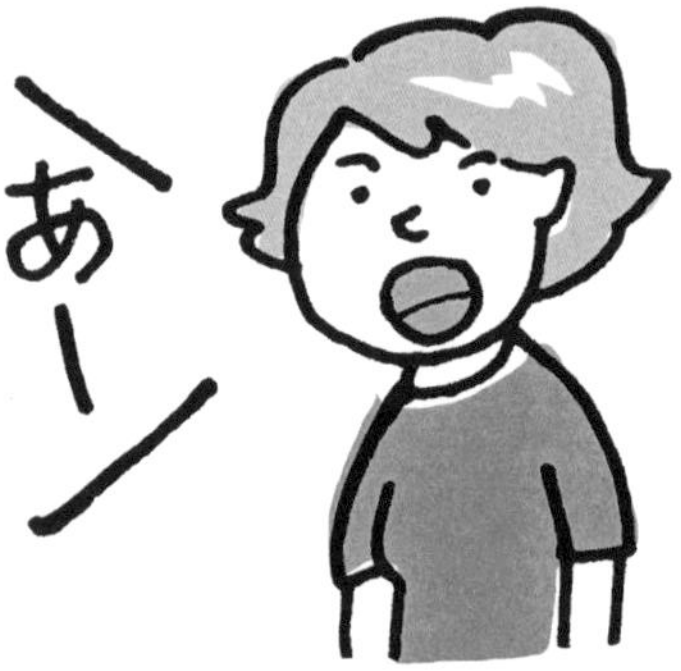

横隔膜を下げながら、鼻から大きく息を吸って、空気をたっぷりお腹に送り込みます（腹式呼吸）。

「あーーー」と、ふだんしゃべる声の大きさで声を出し続けます。目的は息を吐くことではなく、「なるべく長く声を出し続ける」ことです。

何秒のばせますか？

合格ライン

男性で25秒以上、女性で20秒以上、声が途切れなかったらひと安心。

15秒を切っていたら、「のどの老化対策」が必要です。

10秒以下だったら、病気が隠れているかもしれません。耳鼻咽喉科や、のどの専門医への受診を検討してください。

入浴前、服を脱ぐ前の3分ウォーミングアップ

のどの筋力を鍛えようと思い立ったかたは、以下のやりやすいものを選んで、まず体とのどの筋肉をほぐしましょう。入浴前に行うなど、タイミングを決めておくのもいいですね。

本書で紹介するエクササイズはすべて、医学的根拠に基づいています。私自身が、患者さんの声やのどの治療に積極的に取り入れているものばかりです。

肩のストレッチ

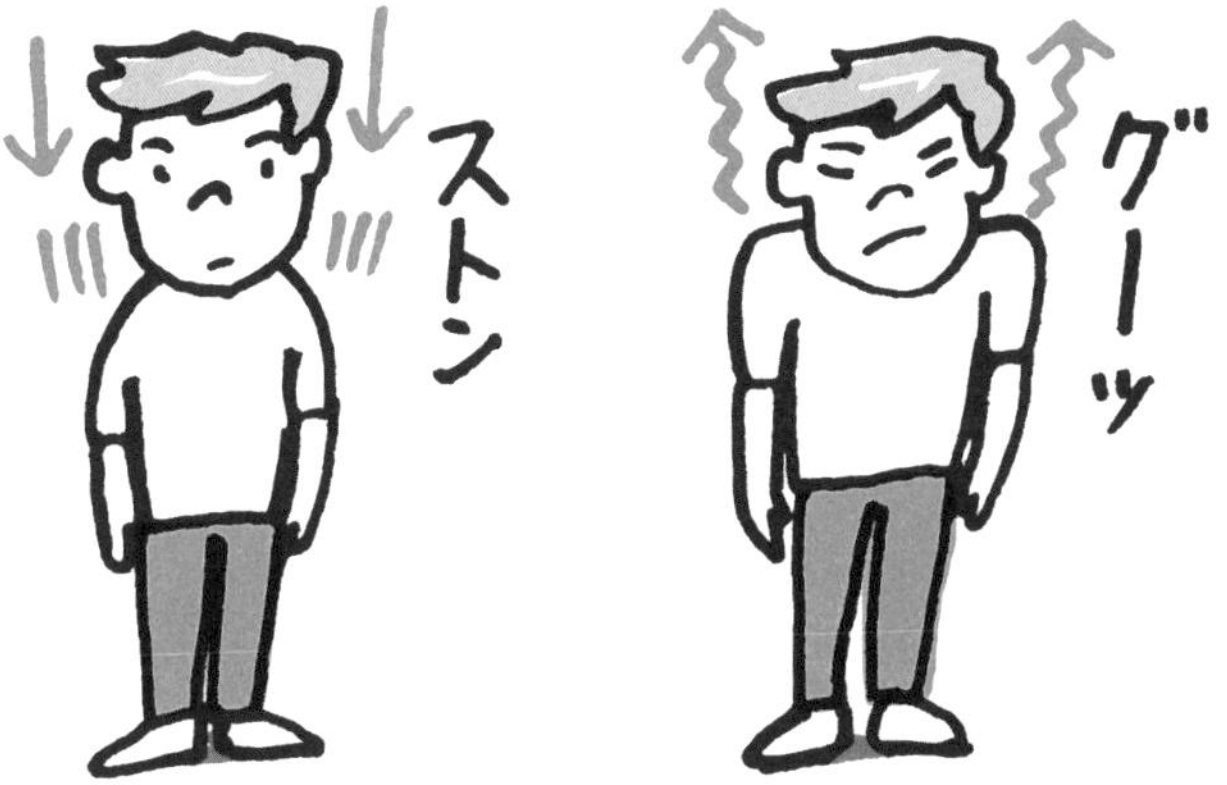

のどの筋肉をよく動かすために、まず周囲の筋肉をほぐします。
最初は肩や首の筋肉をストレッチ。これは**肩こりの改善にも効果大**です。

❶ 両肩を耳にくっつけるつもりで、思いきりグーッと引き上げます。
❷ これ以上は無理、というところまで上げたら、一気に力を抜いて両肩をストンと下ろします。5回繰り返します。

胸のストレッチ

背中を丸めてじっとしている時間が長いと、肩や背中の筋肉がこり固まり、のどの筋肉まで硬くなってきます。**1日1回は胸を大きく広げて肩甲骨を寄せて、肩と背中をストレッチ**しましょう。息を吐きながら行うと、筋肉がほぐれやすくなります。

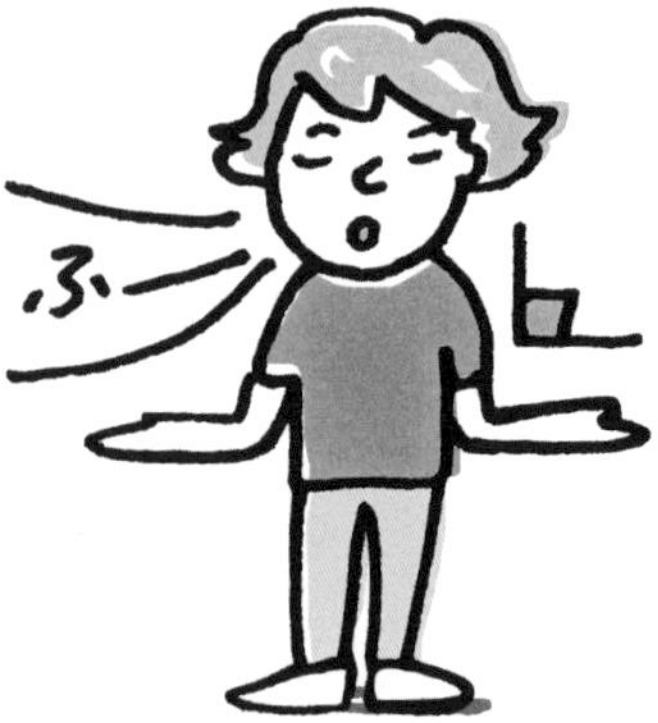

❶ 両手を胸の前で合わせます。

❷ 息を吐きながらワキは締めてヒジを垂直に左右に開き、ゆっくり大きく胸を広げて、肩甲骨を寄せます。3秒キープします。2~3回繰り返します。

ＡＢＣプッシング法

声帯をピタッと閉めるための、瞬発力のトレーニングです。加えて、のみこみ力のアップも期待できます。

❶ 胸の前で両手を合わせて、左右からぐっと押し合います。
❷ 力を入れる瞬間に、いちばん力を出しやすい「エ」「イ」の音を、勢いよく発声します。両手を強く押し合いながら、「A」と発声。エーでなく「エィー」と、強く長めに言います。
❸ 再び両手をぐっと押し合いつつ「B（ビィー）」。
❹ さらにまた両手を押し合いながら、「C（シィー）」。
「エィービィーシィー」を、続けて5回だけ。短時間で切り上げます。

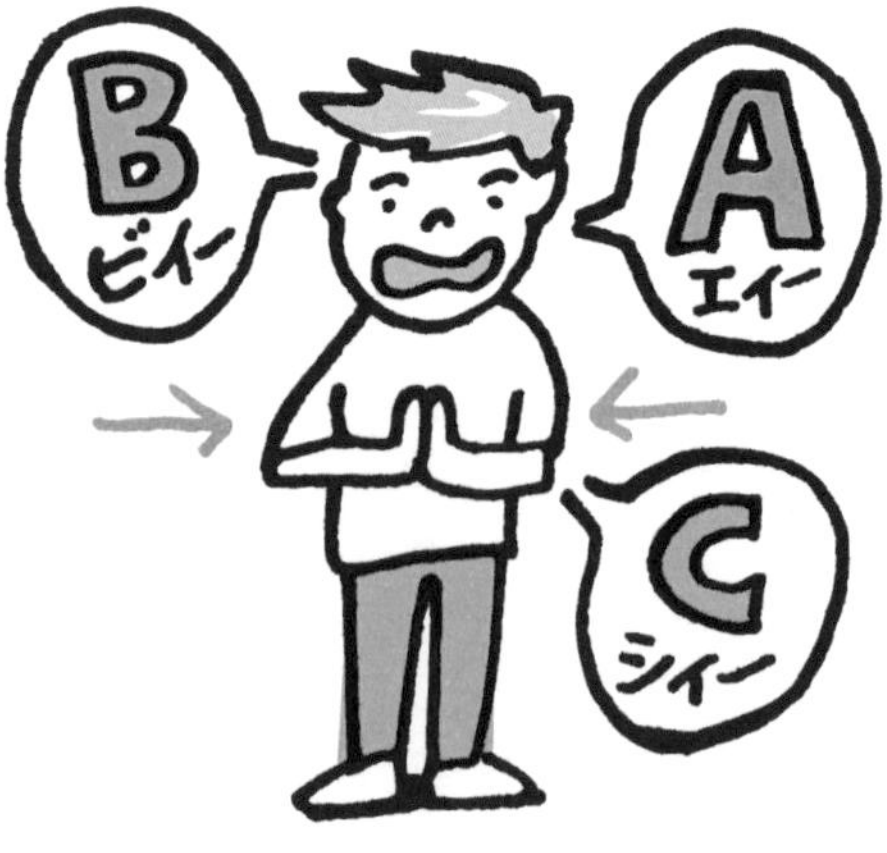
B
ビイー
A
エイー
C
シイー

つや声ストレッチ

声帯のまわりには、10以上の筋肉がついています。舌も筋肉のかたまりです。それらの、発声にかかわる筋肉がこわばっていると、声も歌詞もスムーズに出ません。まず、ほぐしてやわらかくしましょう。

❶ ゆっくりと30秒ぐらいかけて、首を左右に5回ほど回します。

❷ のどぼとけを軽くつまんで、指の腹で左右に広げるようにストレッチ。

唾液腺マッサージ

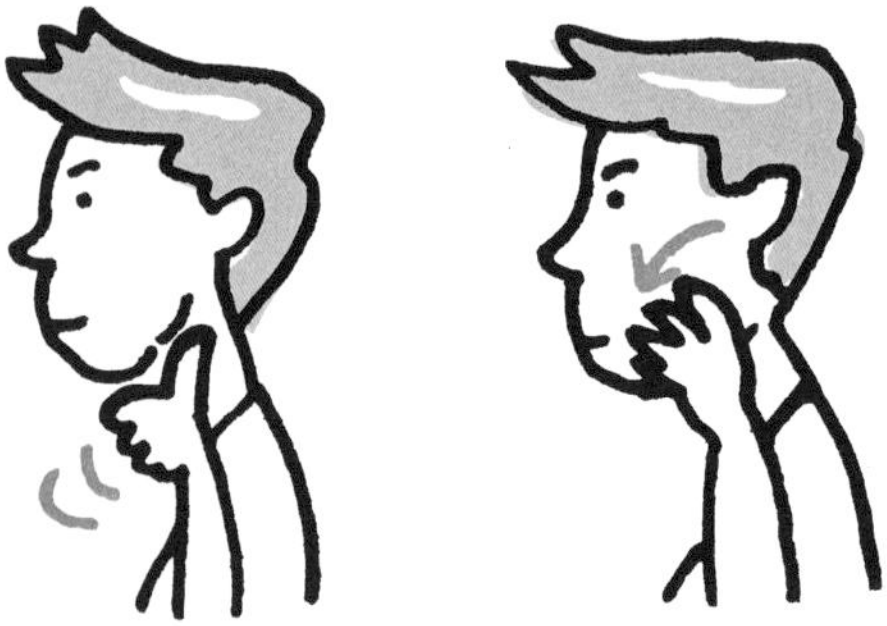

耳やアゴの下の、押すと唾液がわきやすい「唾液腺」をマッサージ。

唾液がよく出て口の中がうるおうと、のどもうるおいます。

風呂カラオケの前に行えばうまく歌えるし、寝る前に行えば、睡眠中の口内の乾燥予防になります。食事の前に行えば、誤嚥予防につながります。「押せば唾液の泉わく〜」と唱えながら、朝晩の習慣にしましょう。

❶ 左右の耳たぶの手前をそれぞれの手で挟むようにして、後ろから前へ円を描くように軽くさすります。3回繰り返します。

❷ アゴの骨の内側のやわらかいところに左右の親指を当てて、軽く押します。3回繰り返します。

舌ストレッチ

舌は筋肉のかたまりなので、ストレッチで柔軟にすると滑舌がよくなり、言葉をはっきり発音できます。唾液もよく出るので、のどもうるおいます。

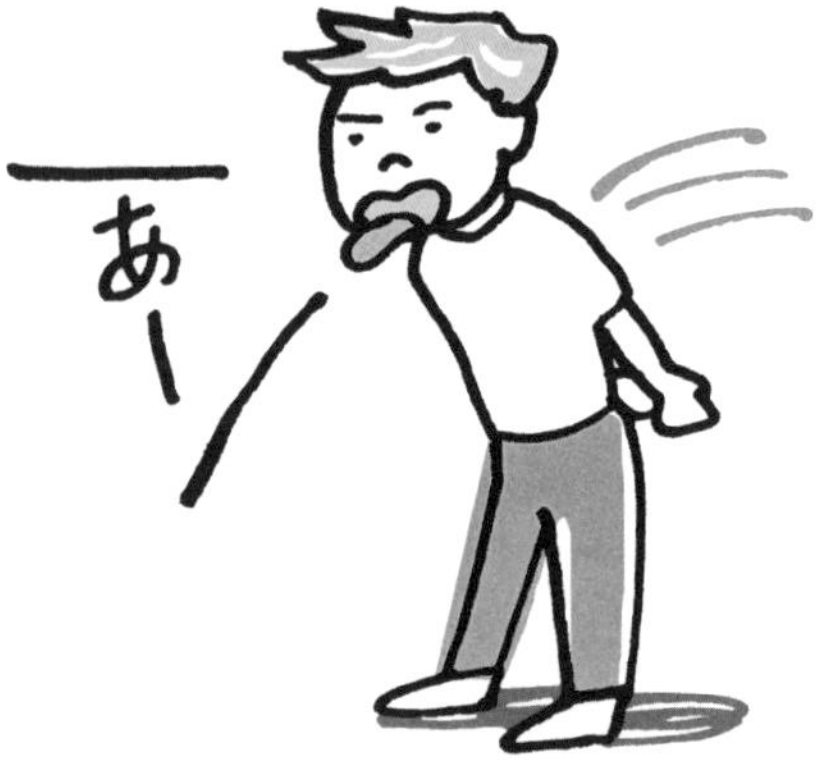

❶ 足を少し開いて立ち、両手を体の後ろで組みます。

❷ 両手を上に上げながら、上半身を前に倒しつつ、舌を目いっぱい前に突き出して「あーーー」と言います。5回繰り返します。

パ・タ・カ・ラ発声

高齢になるほど、言葉がもごもごした感じになりやすいのは、舌の筋力が衰えるせいもあります。

この「パ・タ・カ・ラ」発声はもともと、**誤嚥防止のために開発されました。**

発声しながら口を大きく動かすことで、口や舌の動きが鍛えられます。のみこむ力が向上して、言葉もはっきりしてきます。「えっ？」と聞き返されて、ムキになって大声でしゃべると、のどを痛める原因にもなります。滑舌をよくすることを心がけましょう。

❶ 口と舌を大きく動かしながら「パ・タ・カ・ラ」と、はっきり発声します。

❷ だんだんスピードを上げながら5回以上、はっきりと発声し続けます。

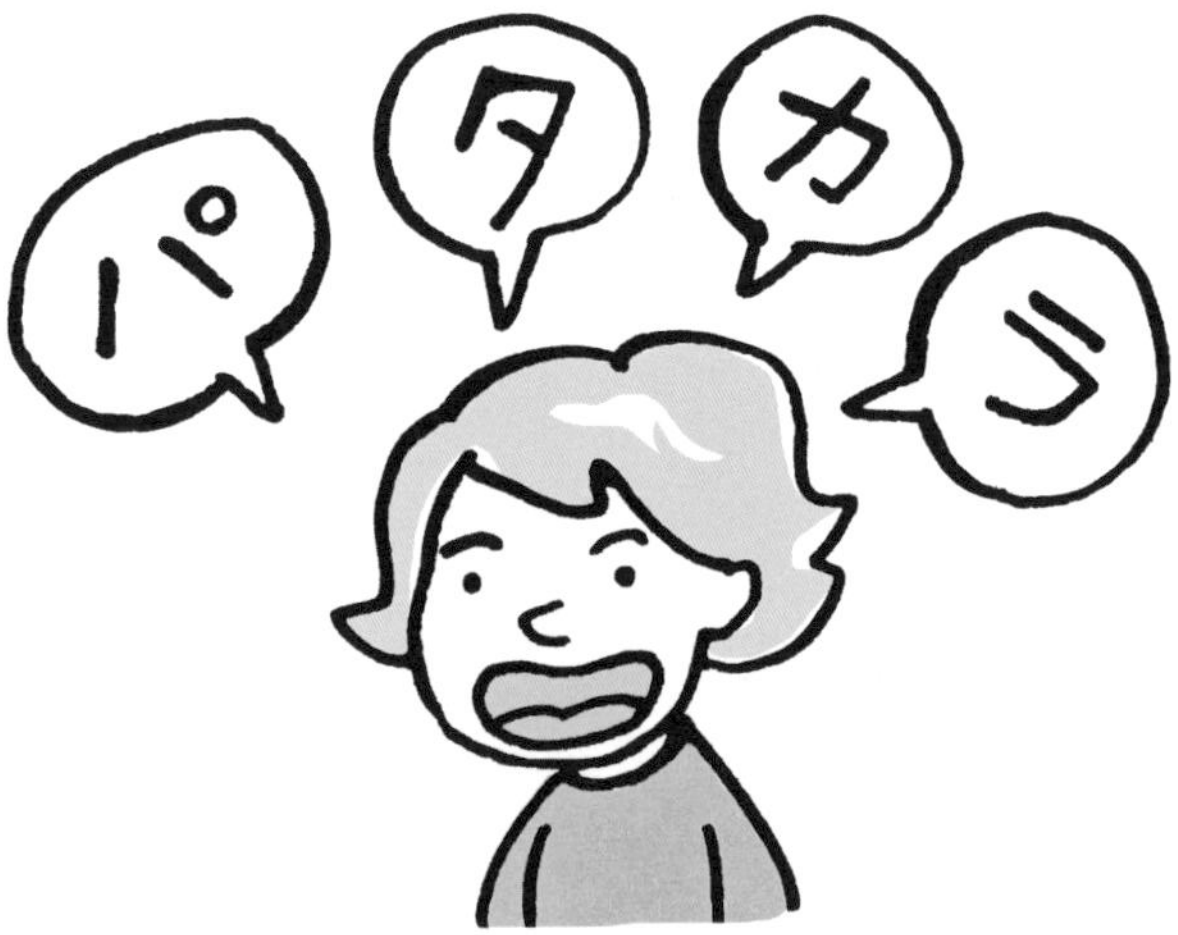
パ
タ
カ
ラ

第2章

ご長寿風呂カラオケ、12のメリット

お湯に浸かりながら♪アハハンと歌えば、ご長寿メリットの花が咲く。こんなに気分がよくて若返る「ながら健康法」、ほかにありません。

メリット 1 溺れない

日本では、風呂場で年間2万人ものかたが「不慮の事故」で急死しています。なかでも多いのが、65歳以上の高齢者の「入浴中の溺死」。亡くなったかたの多くが、湯船で眠りこんだり、のぼせたり、「入浴熱中症」に陥ったり、あるいは、めまいなどから湯船に倒れこんで溺れたと推定されています。

ああ極楽、と湯船でくつろいでいたら、頭がボーッとしてきた。ウトウト眠ってしまった。立ち上がったときに、頭がクラクラした。

あるある、とうなずいたかたが多いと思います。

そこで風呂カラオケ（第1章）。

基本は、お好きな昭和歌謡や童謡・唱歌を3曲、10分以内で歌う。歌えば脳が刺激されてぼんやりしないし、10分ルールで長湯もしません。ゆっくり湯船から出れば、めまいも起きにくい。この習慣が身につけば、溺れて亡くなる原因の多くが取り除かれます。

メリット

2 骨折・転倒を食い止める

「骨折・転倒」は、高齢者が要介護になる原因の3番目で、14％を占めています（令和4年国民生活基礎調査）。

高齢になって転倒すると、足の付け根の骨折や、頭の強打による頭部挫傷、脳内出血など、深刻な事態につながりやすい。長期入院となると一気に足腰も脳も衰えて、たちまち寝たきりになってしまいます。

風呂場での年間2万人の事故死にも、転倒が大きくかかわっているのは確実です。東京都が20歳以上の男女4000人にアンケートした「浴室等に潜む危険」調査の報告では、浴室でヒヤリとしたことや、ケガをしたことがある、と回答した人が6割以上。そのうち「転倒」を含むものが7割以上を占めていました。

風呂カラオケで、のどを痛めずに、のどの筋肉を効果的に鍛えることができます。のど筋が健康なら、よろけたり、つまずいたりしたときに声帯がピタッと閉じて上体が安定し、とっさに足を踏ん張れる。結果として「転倒骨折」のリスクも減ります。

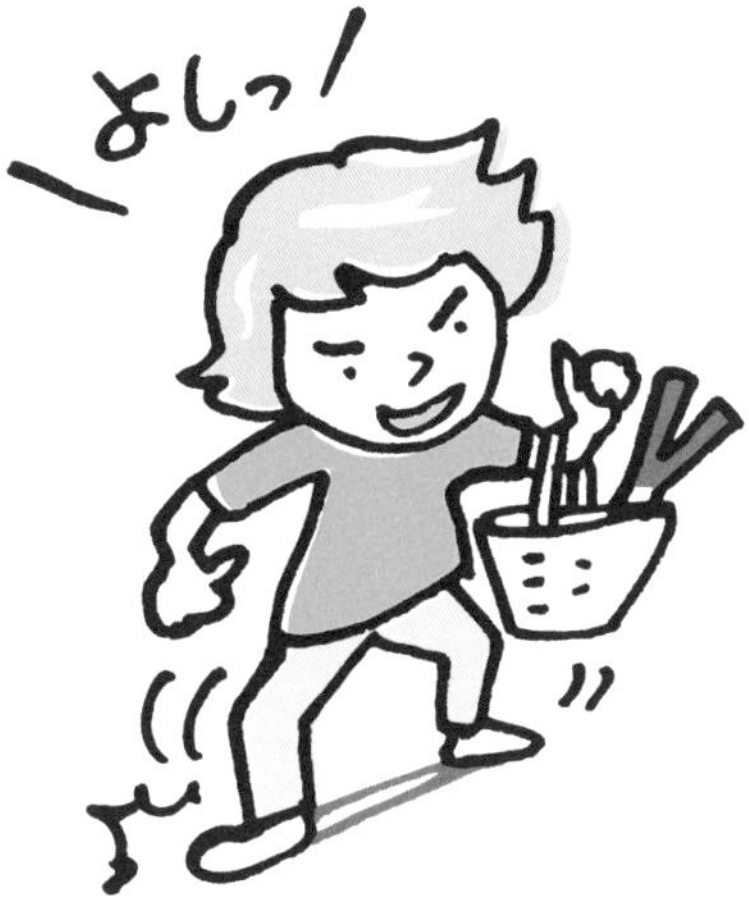

メリット3

誤嚥性肺炎のリスクを減らす

テレビなどで最近よく、「誤嚥性肺炎《ごえんせいはいえん》」という言葉を見聞きしますね。

漢字が難しいこともあり、いまひとつピンとこないかたも多いと思います。

「誤嚥」というのは、食べ物や飲み物や唾液が、食道でなく気道の方に誤って入ってしまうこと。そして一緒に細菌を肺に取りこんでしまい起きる感染症が「誤嚥性肺炎」です。80歳以上のかたの死因の上位を占めています。

お正月には、もちをのどに詰まらせて窒息死した高齢者のニュースが流れます。

これも、もちがのどにひっかかって気道を塞いだために起きます。

誤嚥の引き金の多くは、「老化現象」です。

- **歯が抜けたり入れ歯になったりして、噛む機能が落ちてきた。**

・のどの筋力が衰えて、「空気は気道から肺へ」「飲食物は食道から胃へ」と仕分けする「のどのフタ」、喉頭蓋《こうとうがい》の働きが鈍くなった。
・唾液の分泌が減ってきた。
・のどぼとけの位置が下がり、食べ物が気道に入りやすくなっている。

食べたものが変なところに入ってムセることや、「食べこぼし」が多くなったら、誤嚥しやすくなっています。風呂カラオケで唾液を増やし、のどの筋肉を鍛えてください。

メリット

4 よい全身運動になる

お湯に浸かると、水圧と浮力の影響で全身がマッサージされると同時に、血管が開いて血行を促進。発汗効果もあります。

さらに浴槽で歌うことによって肺活量が上がり、血流もますますよくなります。腹式呼吸で歌うことで（P108）、腹筋も鍛えられて体幹がととのい、姿勢もよくなります。

つまり、風呂カラオケはよい全身運動になります。

体が衰えている、障害がある、ケガをしている、などの理由で運動しにくいかたのエクササイズとしても、風呂カラオケは最適です。あまり声が出なくても、浴室では音がよく響くので、気分よく歌えます。

メリット 5

食欲不振、便秘を解消

腹式呼吸で歌うことにより、横隔膜が上下に動いて胃腸がマッサージされるので、働きがよくなります。食欲不振や便秘の改善にも効果的。

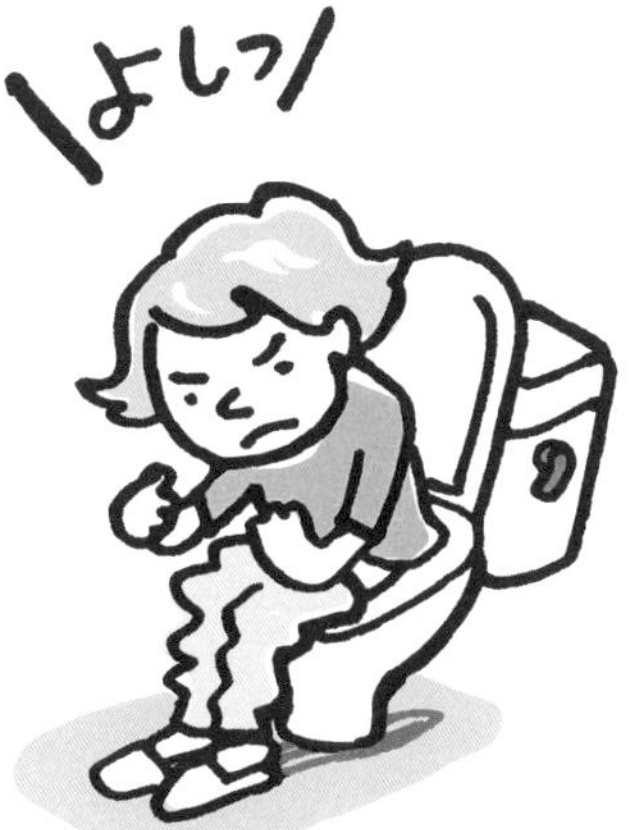

メリット
6 ストレスを解消

「あのとき、この曲でとても癒された。どん底まで落ちこまずにすんだ」という曲が、どなたにもあると思います。

歌にはストレスをなだめる力があります。医学的なエビデンスとしては「穏やかな曲で心拍数や血圧が下がる（リラックスする。心が落ち着く）」「好きな歌が、脳に**快感をもたらす物質『ドーパミン』や、幸せホルモンと呼ばれる『セロトニン』の分泌を促す**」。鶴見大学の研究による、「歌うことが嫌い・苦手」「歌っても楽しくない」という人でも、「歌うことでストレスの指標になるホルモン『コルチゾール』の値が下がる」、などの報告があります。

ドイツの大学の研究では、「歌うと免疫力が高まる」という結果が報告されています。プロの合唱団メンバーにモーツァルトの「レクイエム」を歌ってもらい、前後で

図　試験結果（唾液中ストレスマーカー）

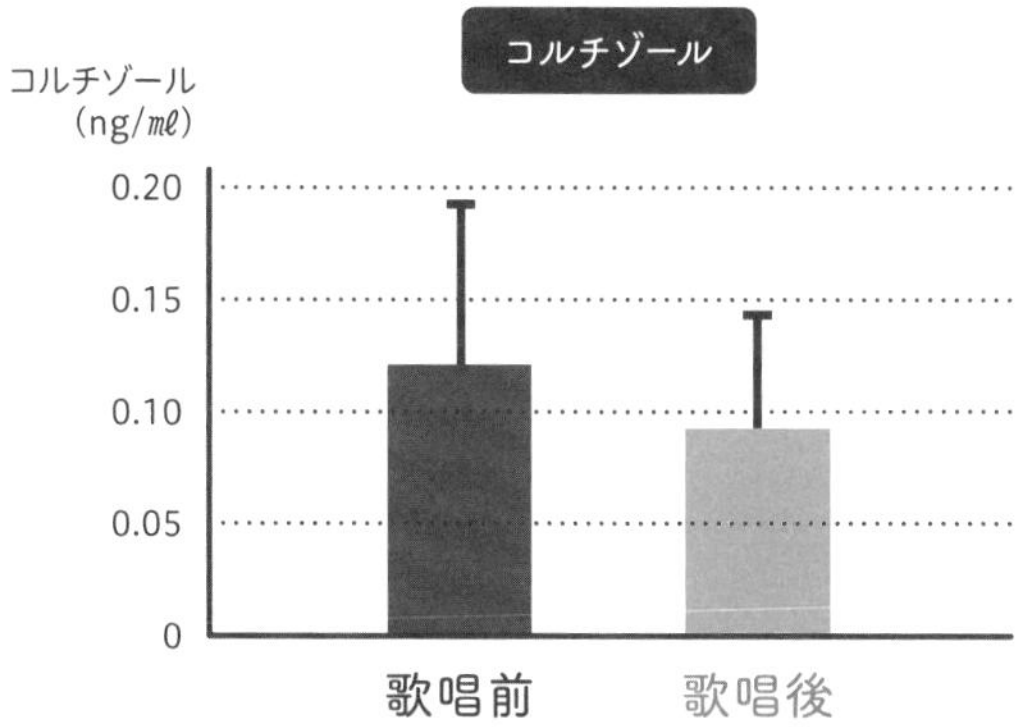

出所　平成25年度　ストレス社会におけるカラオケ歌唱の効果検証ーストレスを抱える方を対象とした長期歌唱の継続によるストレス解消、免疫能、口腔機能改善効果ー（鶴見大学先制医療研究センター斎藤一郎教授らの研究）より作成　参考：心と身体に「うた」がいい。健康カラオケのススメ（第一興商）サイト
〔グラフ上のT字型は誤差の範囲を示す〕

血液検査をしたら、歌ったあと免疫グロブリンA（免疫のたんぱく質量）が増加していました。

メリット
7
唾液が増えて精神安定、歯周病も軽減

お風呂で口を大きくあけて歌うと、のどが湯気でうるおうだけでなく、アゴの付け根の唾液腺もよく刺激されて、唾液がたっぷり分泌されます。

強い不安や緊張を感じて口の中がカラカラになったとき、水やお茶を口に含んだらホーッと気持ちが落ち着いた。どなたにもそんな経験があると思います。口の中がうるおうと、心は安定します。6の「歌うとストレスホルモンが減り、免疫力が上がる」ことも、唾液の増加とかかわっています。

唾液は、のどのすばらしい保湿剤にもなります。

高齢になると唾液が減って口の中に菌が繁殖しやすくなり、虫歯や歯周病、味覚への悪影響が出やすくなります。唾液には抗菌・殺菌成分が含まれ、口に入った細菌や

図　唾液分泌量

安静時テスト

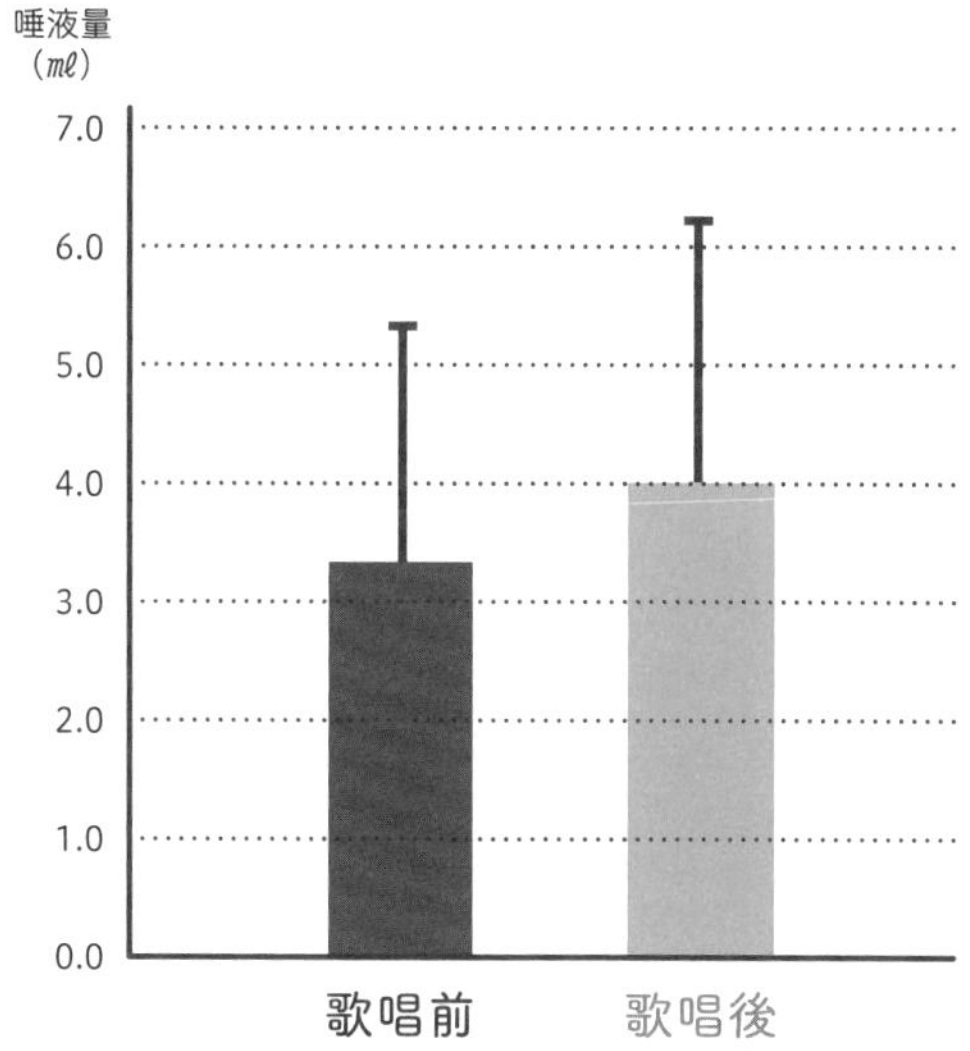

※カラオケを週4回、8週間継続

結論

→ 歌唱は唾液分泌を促進する

出所　平成25年度　ストレス社会におけるカラオケ歌唱の効果検証ーストレスを抱える方を対象とした長期歌唱の継続によるストレス解消、免疫能、口腔機能改善効果ー(鶴見大学先制医療研究センター斎藤一郎教授らの研究)より作成　参考：心と身体に「うた」がいい。健康カラオケのススメ(第一興商)サイトウイルスを洗い流す効果があります。

また、唾液が多ければ食べ物がスムーズに食道に送られるので、誤嚥やもちなどによる窒息死の予防にもつながります。大口あけて歌いましょう。

メリット 8

認知症を予防

歌詞を思い出し、メロディーと合わせ、音程をはずさないように気をつける。

歌の主人公になりきって、歌の情景を思い描きながら、感情移入して歌う。

うまく歌えるようにこぶしや、ビブラート（音をのばしながら揺らす）をきかせるなどの工夫をこらす。

そのひとつひとつが、すばらしい脳トレです。

また、歌を歌うことは「空気中の酸素を多く取りこむ」こと。お風呂で歌えば血流もよくなり、脳に、より多くの酸素が供給されます。

これによって、注意力、集中力、記憶力が向上するため、認知症の予防につながります。

懐メロや唱歌は昔のさまざまな記憶を呼び起こし、認知症を遠ざけます。

メリット 9

表情筋がよく動いて、声も顔も老けない。幸福度が上がる

高齢になっても「お若いですね」とほめられる人は、表情豊かでよく笑い、口角がキュッと上がっています。シワやたるみが目立たず、お肌がつややかです。

逆に、年齢より老けて見える人は「能面のような無表情」でいるのをよくお見かけします。肌もくすんでいて、たいてい眉間に縦ジワが寄っています。

顔から老けこまないように、風呂カラオケで、表情筋をよく動かしてください。

表情筋とはその名のとおり、表情を動かしている筋肉です。

口を大きくあけて歌えば表情筋がまんべんなく動き、顔がいきいきして引きしまり、

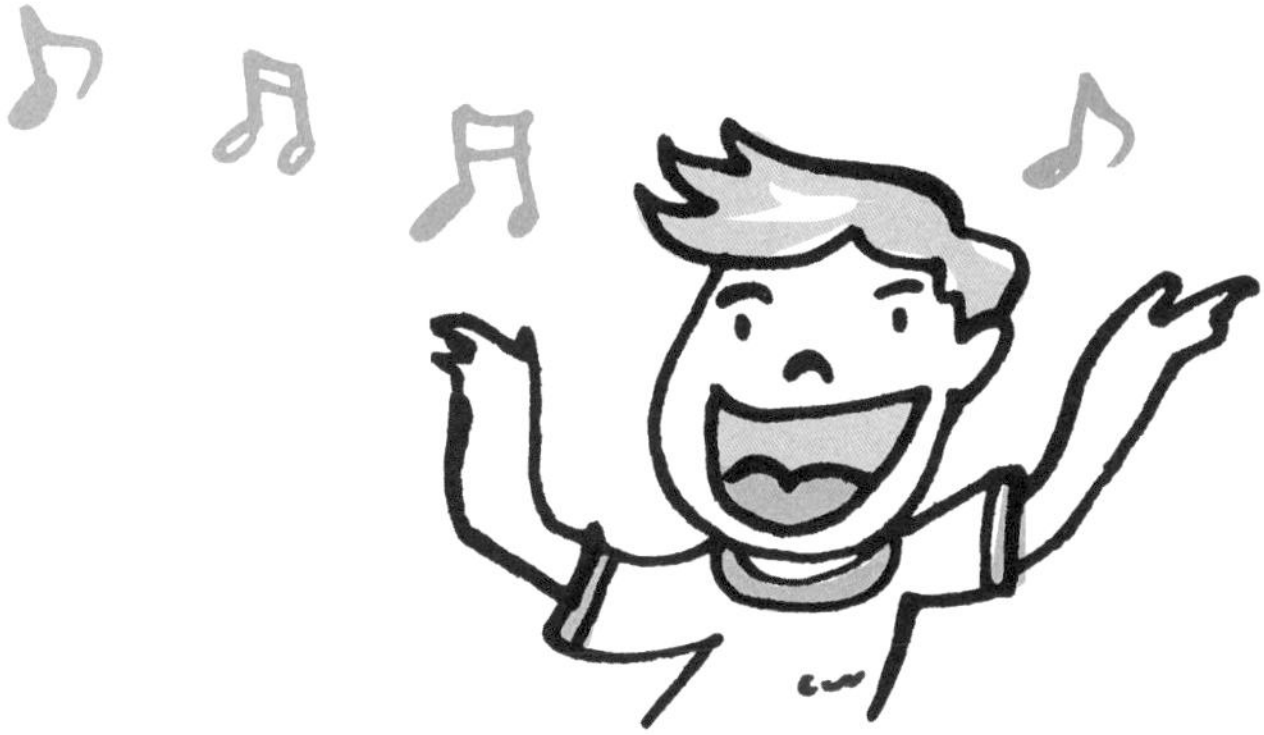

血色もよくなります。

「人は幸せだから笑うのではない。笑うから幸せなのだ」という名言があります。

どうせ歌うなら、表情筋の体操も兼ねるつもりで、大げさに百面相をして筋肉をほぐし、ついでによく笑うようにしましょう。

そうすることで人との会話もはずむようになり、毎日が楽しくなりますよ。

以下に表情筋の働きをご紹介します。

前頭筋（ぜんとうきん）

鼻と眉間から生え際のあたりまで続く筋肉です。おでこの皮膚と一緒に眉を引き上げています。衰えると、おでこに横ジワができます。

鼻根筋（びこんきん）

鼻から眉間につながる筋肉。顔のまん中に力を入れると、鼻の上の方にシワが寄って眉間が下がる。このとき、鼻根筋が働きます。

いつもしかめっ面、仏頂面をしていると、鼻根筋が固まって、「不幸のシワ」と呼ばれる眉間の縦ジワが取れなくなります。

小頬骨筋（しょうきょうこつきん）

頬骨から上唇の中心につながる筋肉。上唇を、上方と外方向に引く働きをしていて、大頬骨筋と一緒に笑顔をつくります。

大頬骨筋（だいきょうこつきん）

頬骨から唇の端に向かう筋肉で、口角を、上の方と外方向に引く働きをしています。

口を「い」の形にするときや、口角を上げるときに働きます。

この大頬骨筋と、小頬骨筋、そして笑筋が協力して笑顔をつくっています。笑わなかったり、顔の筋肉が衰えたりすると口角が下がり、頬もゆるんで、顔がたるんできます。

笑筋（しょうきん）

耳の下近くの頬から口角につながる筋肉。口を横方向に引いて横長にしたり、頬を歯の方向に引きつけたりします。えくぼも、笑筋の働きでできます。すてきな笑顔をつくる筋肉で、衰えると頬のたるみにつながります。

口角下制筋（こうかくかせいきん）

下アゴから口角につながる筋肉。口角と上唇を下方向に引いて、口を「への字」にするときに動きます。いつもつまらなそうに口角を下げていると、口元とアゴにシワができます。

オトガイ筋（おとがいきん）

唇の下からアゴの先にのびている筋肉。梅干しなどすっぱいものを食べたときや、下唇をすぼめたとき、アゴの前面にシワが寄るのは、オトガイ筋が縮むからです。アゴのラインを引き締める働きもあり、衰えるとたるんで二重アゴになります。

口輪筋（こうりんきん）

口のまわりを取り囲む筋肉で、顔全体の筋肉とつながっています。口を閉じたり、とがらせたり、「チュー」の表情をするとき働きます。衰えると口元のシワやたるみにつながります。

頬筋（きょうきん）

アゴの関節から口角にのびる筋肉で、笑顔をつくります。頬筋の働きは笑筋より大きく、ラッパを吹くような動きや、口を閉じて口角をギューッと外に引く動きなどでも使われます。

頬筋が衰えると口角が下がり、ほうれい線や頬のたるみが目立って、老け顔になります。

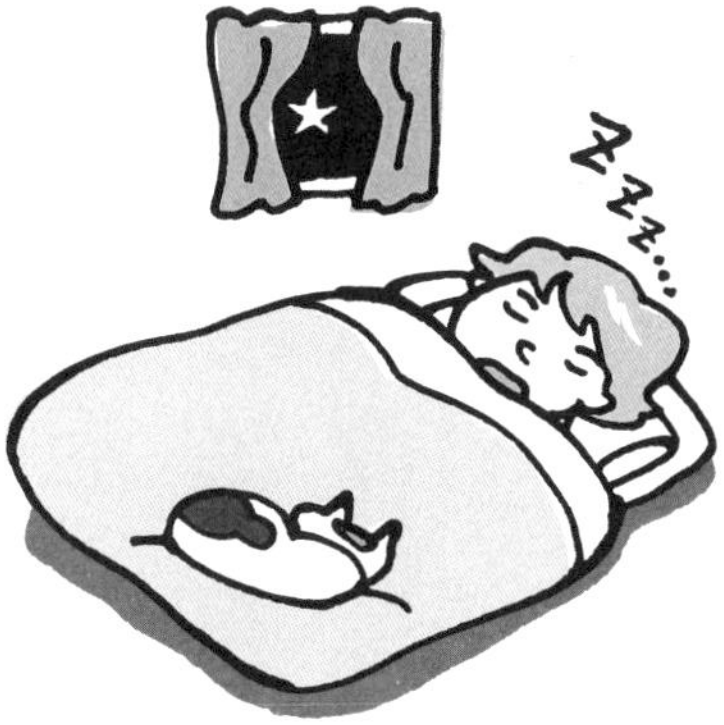

メリット 10 ぐっすり眠れる

不眠症ぎみのかたは、「風呂＋うた」の相乗作用がもたらす安眠の心地よさを、ぜひ体感してください。

お湯に浸かると、水圧と浮力で全身が優しくマッサージされて緊張が取れるし、脳は、温まった体がさめるときにクールダウンするので、お風呂から上がって1時間ほどたったとき、眠りに入りやすいのです。

さらに、風呂カラオケでゆったり穏やかなメロディーの「涙そうそう」や「川の流れのように」などを歌うと心が落ち着くほか、歌唱の「全身運動効果」によって、心地よい疲労に包まれ、すーっと眠りに落ちます。

メリット
11 しゃべらない日も「発声」ができる

この章で解説してきたように、のどは心臓や肺と同じ、命にかかわる器官です。発声は「コミュニケーション」「呼吸」「嚥下」、そして心のコンディションや脳の働き、免疫力とも直結した、生きる基本です。

一日、全く歩かないとたちまち足がふらつきますね。のどの筋肉も、全く動かさないとたちまち衰えます。声帯を支える筋肉のメンテナンスには、毎日の発声が不可欠です。

しかし、年齢や職業、家族がいる、いないにかかわらず、「一日中だれともしゃべらない日が多い」「会話する相手がいない」というかたの多い時代。

風呂カラオケは、「入浴しながら」のトレーニングだから、ラクに続けられます。

日によってはシャワーカラオケでも、濡れタオルでのどをうるおして歌うのでもOK（P109）。「毎日発声」を習慣にしてください。

メリット 12
のどの調子から、セルフ健康診断ができる

風呂カラオケの1曲目にいつも同じ曲を歌ってのどの調子を確かめることで、全身の健康診断ができます。

「あ、高音がよく出ない。きのうの暴飲暴食のせいだ。きょうは禁酒しよう」「声が少しかすれる。風邪ぎみかも。早めに寝よう」など、日々の健康管理に役立ちます。

思い当たる原因がなく、急に声が出なくなった場合は要注意です。

喉頭炎や声帯ポリープなどが隠れているケースもありますし、大動脈瘤や肺がん、甲状腺がん、食道がん、脳腫瘍などの重大な病気が原因の可能性もあります。

特に大動脈瘤は、全体の２割が「声が出ない」ことから病気が見つかっています。のどの状態が急変したら、のど専門の耳鼻咽喉科で受診してください（Ｐ１４９）。

第3章

年間2万人が、風呂場で亡くなる理由

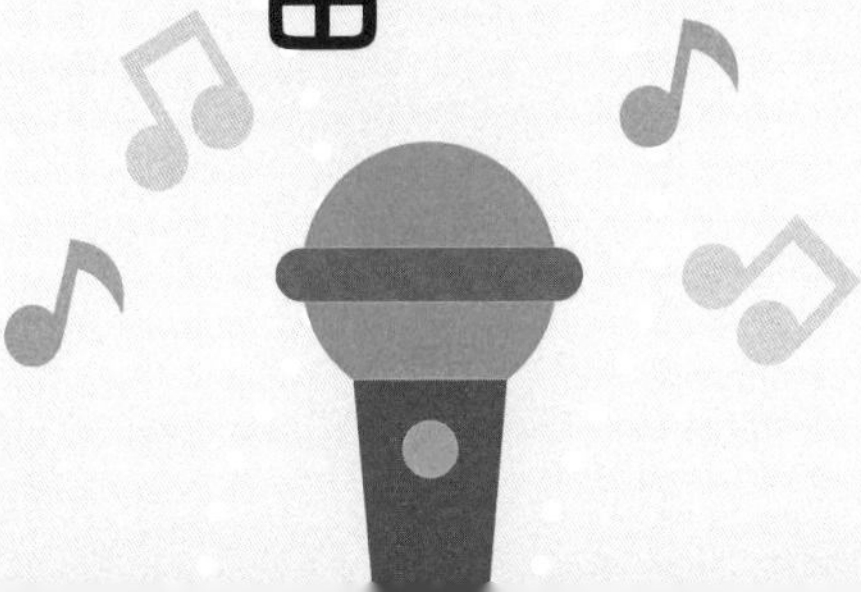

熱いお湯に長湯しすぎる！

肩までお湯に浸かって、体の芯まで温まる。疲れもストレスも、ふーっとやわらぐ。日本人ほど、お風呂好きの国民はいないと言われます。何十年も「世界一の長寿国」の座にあるのも、ひとつは入浴のおかげでしょう。ただ、シャワー文化の海外にはない大問題があります。

「お年寄りがお風呂場でのぼせて、あぶないところだった」という話を、まわりで聞いたことはありませんか。

日本では年間2万人ものかたが、風呂場で命を落としています。犠牲者の約9割が、65歳以上の高齢者です。

医学的には「ヒートショック（温度差で起きる血圧の乱高下）」と「入浴熱中症」によ

って体調が急変して溺れることや、心筋梗塞などを起こすことが、お風呂の事故死の大きな引き金のようです。

特に冬、寒い脱衣所ではだかになって熱いお湯に浸かると、寒さで上がっていた血圧が、水圧でますます上昇します。やがて体が温まり、血管が広がると今度は血圧が急降下して、脳貧血になってボーッとしやすいのです。

そのまま眠りこんだり、よく温まろうと湯船に長く浸かったりして、熱中症になってしまう。また、湯船から急に立ち上がると下半身に血液が集まるので、立ちくらみを起こして意識を失ってしまう。

すべて、お風呂で溺れる原因になります。

あなたは「冷えは万病のもと。体を温めなければ」「熱いお湯でないと入った気がしない」と、熱いお風呂に、15分も20分も浸かっていませんか？

消費者庁のアンケートでは、42℃以上の高温浴派が４割。お湯に10分以上浸かる

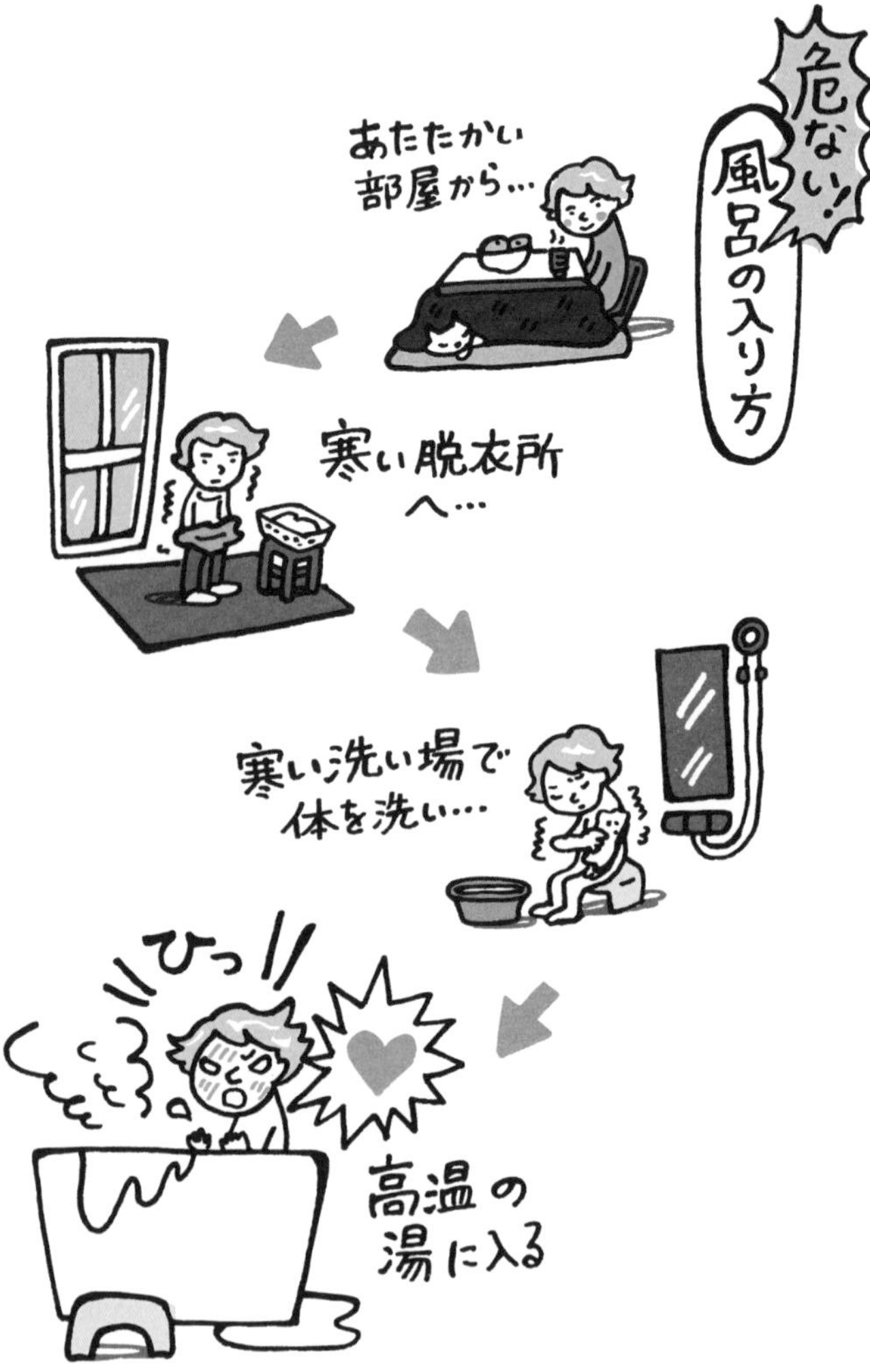
危ない！
風呂の入り方
あたたかい部屋から…
寒い脱衣所へ…
寒い洗い場で体を洗い…
ひっ!!
高温の湯に入る

人が3割。
はっきり言って、それは自殺行為となりかねません。

銭湯や温泉ではなく、自宅の浴槽での溺死が9割

とりわけ多いのが、「65歳以上の高齢者が、お湯に浸かったまま溺れる」悲劇。「高齢者の浴槽内での溺死」は年間4750人。交通事故死2150人の2倍を軽く超えています（厚生労働省2021年人口動態統計）。

銭湯や温泉ではなく、浴室でひとりになる自宅のお風呂での溺死が9割です。

なかでも11月から4月にかけての寒い季節、一日の気温差が8℃を超えた場合、入浴中に気を失い、浴槽の中で溺れる事故が増えると報告されています。

私たちは、眠りが深かったり失神したりすると、顔が湯に浸かっても意識が戻りません。

図　「浴槽内での溺死及び溺水」の年齢別死亡者数

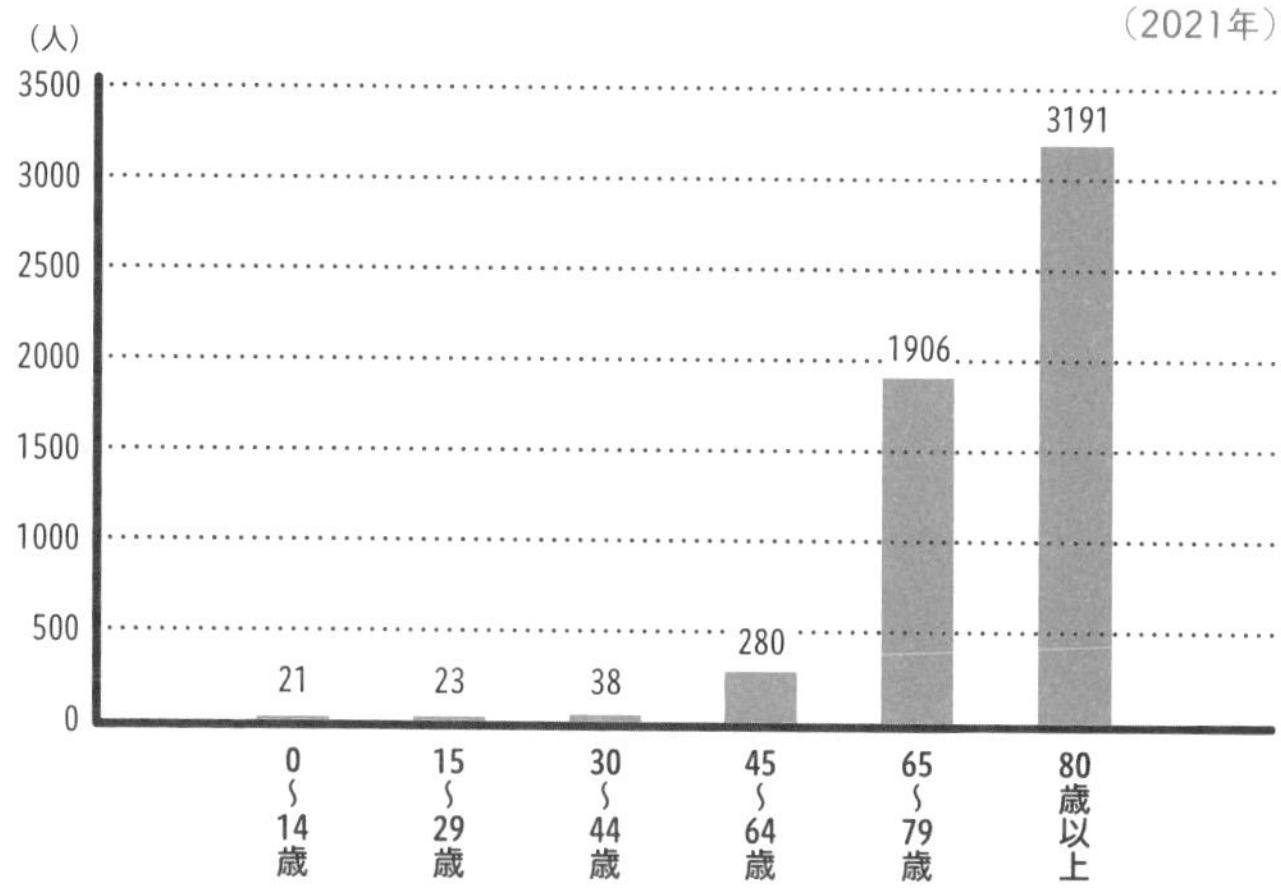

出所　人口動態統計 2021年より作成

・浴槽でウトウト眠りこみ、全身の血管が開きすぎて脳貧血に。
・アルコールや睡眠導入剤などの薬物をとって、すぐに入浴すると、血圧が下がりすぎて失神。
・体温が上がりすぎているのに気づかず、浴槽から出ないで熱中症に。
・浴槽から出ようとしてめまいや心筋梗塞を起こし、お湯の中に倒れこむ。

鼻と口が水に浸かったまま動けなかったり、意識が戻らなかったりすると、人間は数分で窒息して、あっけなく死に至ります。

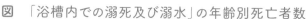

申し添えると、広く信じられている「体を温め体温が上がると、免疫力が上がる」説には医学的根拠がなく、熱いお湯に、無理して長く浸かる意味はありません。

「健康のために、熱いお風呂にじっくり浸かる」という発想は捨てましょう。

シャワー文化の欧米に「溺死」はまれ

シャワー派がほとんどのイギリスやアメリカでは、「65歳以上の溺死」は10万人中、年間１人か２人。

一方、湯船に浸かる派が多い日本はケタ違いです。とりわけ**80〜90代の男性は10万人中30〜50人も溺死していて、そのほとんどが入浴中の事故です**（Ｐ84図）。

リンナイが行った、47都道府県の20〜60代男女２３５０人へのアンケートでは、湯温41℃以下に抑えていないかたが過半数。20分以上お湯に浸かっている「長風呂派」が、３割弱でした。

実は、湯温42℃以上での入浴は血圧が乱高下しやすく、「ヒートショック」の危険性が高まるとされます。特に寒い季節は服を脱いで湯船に入り、温まり、立つという

図「浴槽内での溺死及び溺水」の性別・年齢別の死亡者数
（2019年、人口10万人当たり）

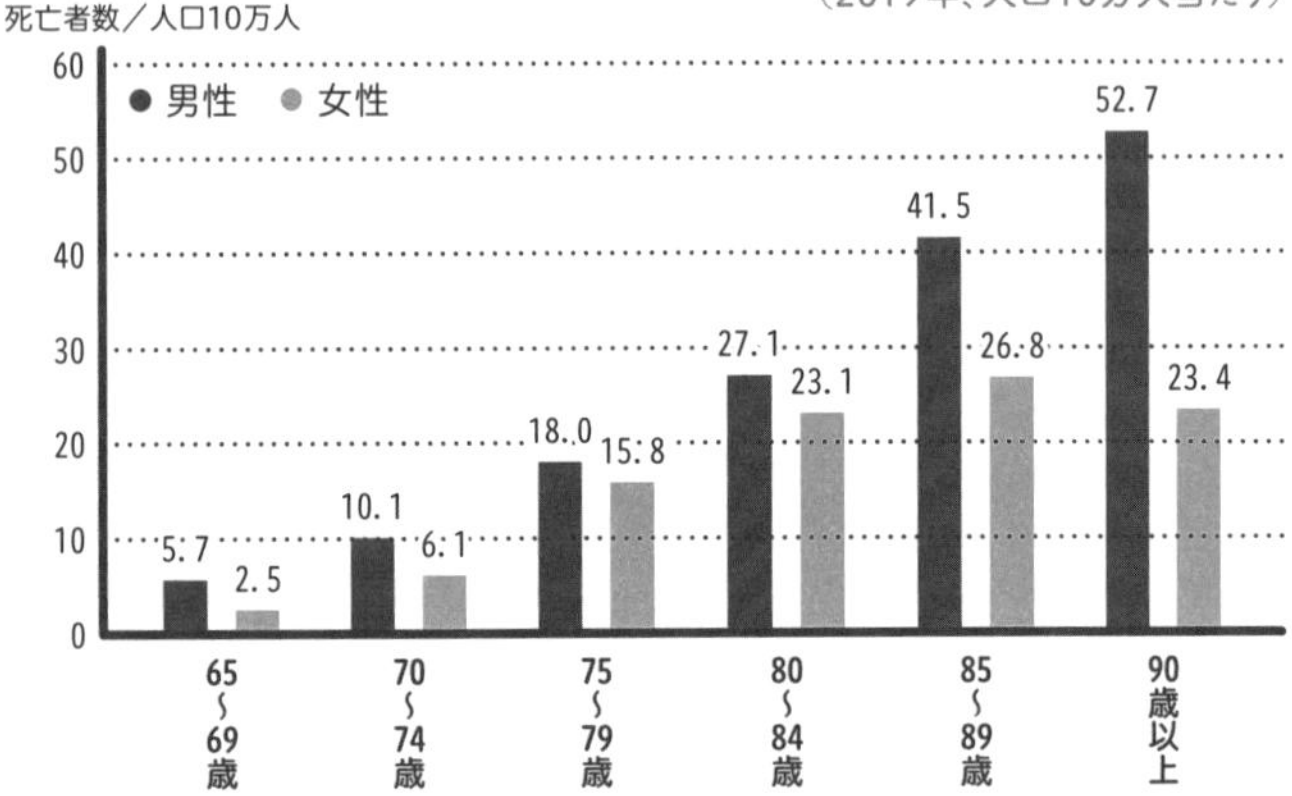

出所 総務省統計局「人口推計」平成31年1月1日（概算値）／消費者庁NewsRelease（令和2年11月19日）より作成

動作のたび、血圧がジェットコースターのように上がったり下がったりして、心筋梗塞や脳出血、脳梗塞を招きます。

湯船で体調を崩す高齢者の約8割に、熱中症かその疑い

お湯の中では体に熱がこもるので、「入浴熱中症」も起きやすいのです。

高齢者は熱さを感じる力も体温の調節力も鈍っているので、「いい湯だな」とのんびりしているうち、熱中症で気を失って溺れてしまう。

千葉科学大学グループの研究では、湯船で体調を崩す高齢者の約8割に、熱中症かその疑いがあったと報告されています。

高齢になると「暑さ」「寒さ」に対する感覚が鈍くなるため、異変に気づいたときにはすでに熱中症を発症して、意識がもうろうとしている可能性があります。

高温浴は血液を固まらせる血小板が活性化し、発汗によって体内の水分量も減るので、血液がドロドロにもなりやすい。それは心筋梗塞や脳梗塞のリスクを上げます。

とにかく、42℃以上の高温のお湯に10分以上浸かるのは禁物です。

語句の解説　ヒートショックについて

ヒートショックとは、暖かい部屋から寒い脱衣所に移り、浴室に入り、熱いお湯に浸かる……という急激な温度変化がもたらす現象。血圧の変動が起こり、脳に十分な血が行き渡らず一時的に意識を失うことや、心筋梗塞や脳卒中を起こすことを言います。

そのまま水中に沈んだり、浴槽の中に倒れこんだりして溺れてしまうのです。

少し古いデータですが、東京都健康長寿医療センターの2011年の調査では、全国で1万7000人が、ヒートショックにより亡くなったと推測されています。

年齢に関係なく、高血圧や糖尿病など、動脈硬化のおそれがある人も注意が必要です。

語句の解説　入浴熱中症について

入浴熱中症とは、高温のお湯に長く浸かることで起こる熱中症。お湯の中では体に熱がこもるので、血管が拡張し、血圧低下から意識障害に陥ったり、体に力が入らなくなったりします。そうなると自力で湯船から外に出られなくなり、そのまま溺れて死につながることがあるのです。

高齢になると、体の異常を感じ取る力が鈍くなるため、「めまい」「頭痛」など熱中症の初期症状を自覚できず、異変に気づいたときには動けなくなっている。そういう悲劇が多いので、注意が必要です。

図　入浴事故のしくみ

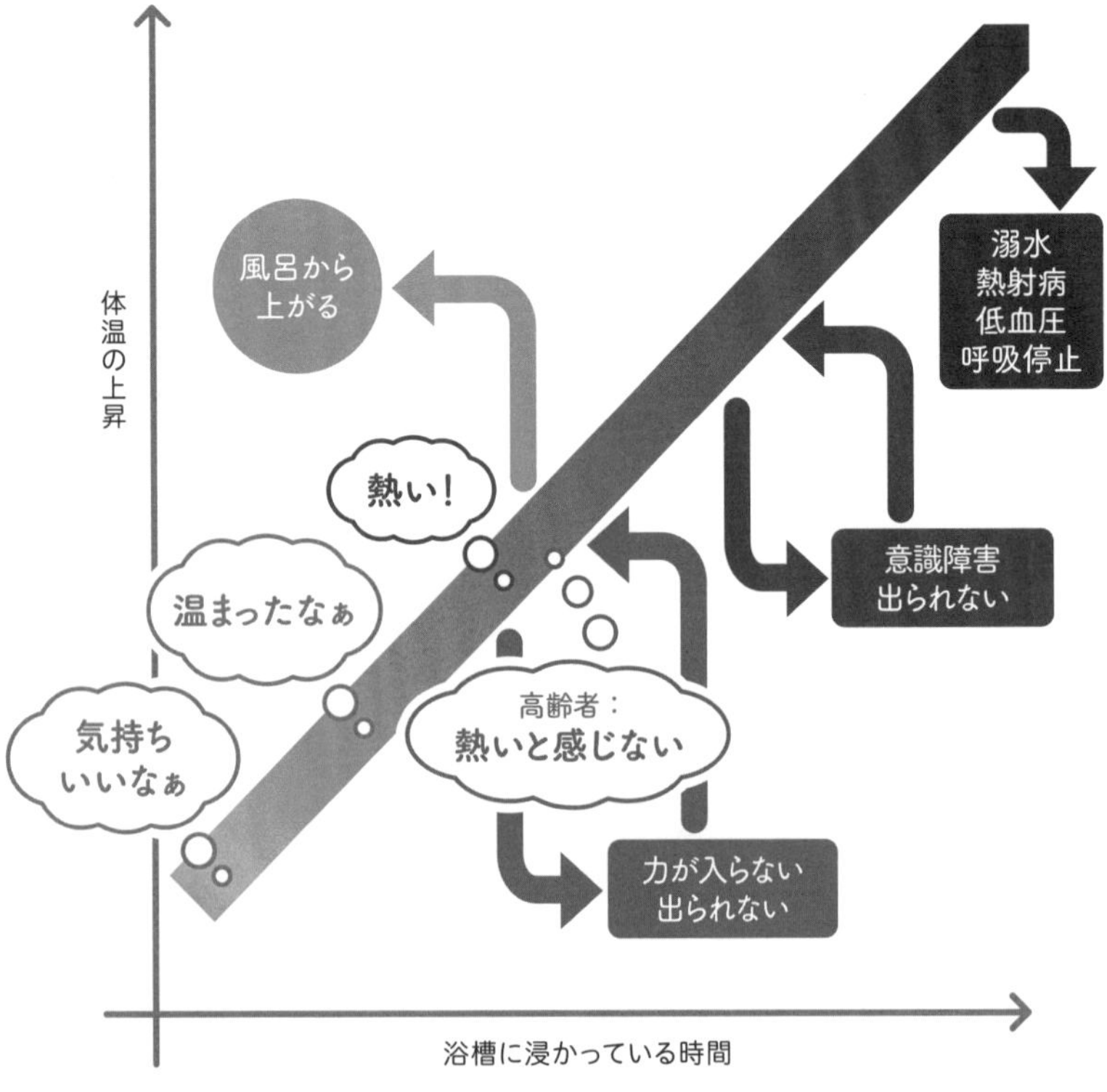

出所　厚生労働省科学研究費補助金報告書「入浴関連事故の実態把握及び予防対策に関する研究」、（研究代表者　堀進悟〈慶應義塾大学医学部救急医学教室〉）、平成26年3月より作成

なぜ眠くなるのか

お風呂に入ると血行がよくなり、体が温まります。すると全身の血管が拡張して血圧が下がり、脳に回る血液が少なくなります。これは軽い貧血状態なので、頭がぼんやりしたり、ウトウトしたりしやすいのです。

また、肩までお湯に浸かると体は強い水圧を受けますが、一方で浮力が働いて重力から解放され、体重は10分の1に。それがほどよい全身マッサージ効果を生み、気持ちよくなって眠くなります。

顔が水面下に沈んでも目覚めない理由

42℃のお湯に10分間浸かると、体温は38℃近くなります。お湯の中は体に熱がこもりやすいので、早ければこの段階で頭がボーッとすることがあります。そのまま湯船から出られなくなると、溺れてしまいます。

また、湯船で寝入って血圧が下がりすぎて脳が酸欠になったり、熱中症になったりすると「意識不明」の状態に。鼻と口がお湯に浸かっただけでも、意識が戻らなければそのまま溺死に至ります。

だから、高齢者が溺れやすい

お風呂で溺れる人の9割は、高齢者です。

60代前半までは、身の危険を感じて難をのがれる能力が働きやすいので、湯船で寝入っても、顔がお湯につくとたいていハッとして目覚めます。また、熱中症になる前に「気分が悪い」「顔がほてる」など、体の異変に気づいて湯船から出られます。

体温調節能力も働きます。皮膚のセンサーが暑さを感じると汗が出て体温を下げ、寒いと体がブルブル震えて熱を作り、体温があまり上下しないようにしてくれます。

ところが、高齢になるほど皮膚のセンサーも体温の調節力も衰えてきます。

そのため「お湯が熱すぎる」「いつもより長風呂」「体がほてってだるい」「お湯に顔が浸かっている」などの危険に気づかず、溺れやすくなるのです。

命を守る入浴法メモ

・「41℃以下、10分以内」の入浴時間を守り、風呂カラオケを習慣にする。
・入浴の前に水か「つや声ドリンク（スポーツドリンクを同量の水で割る）」をコップ1杯飲む。（自家製「つや声ドリンク」は、水1ℓに砂糖20g、塩1・5gを入れて、よくかき混ぜる）。これは熱中症につながる脱水も予防。
・同居人がいるかたは、「これからお風呂」と、ひと声かけてから入浴。
・食事の前の入浴を心がけ、食後なら1時間以上「食休み」をとってから入浴。（食事の直後は血圧が下がりやすく、胃に血液が集まって眠くもなりやすい）
・アルコールを飲むと数時間、血圧が下がるので、シャワーにする。

- 血圧の乱高下が心配なら、ぬるめのお湯にして、浸かるのは胸の下までの半身浴を。タオルを肩にかけると、上半身が冷えない。
- しょっちゅうウトウトするようなら、タイマーをかける。
- 湯船から出るときはゆっくりと。急に立ち上がると血圧が急降下しやすい。

第4章

体験者の声

のどトレ&風呂うた、いいことずくめ！

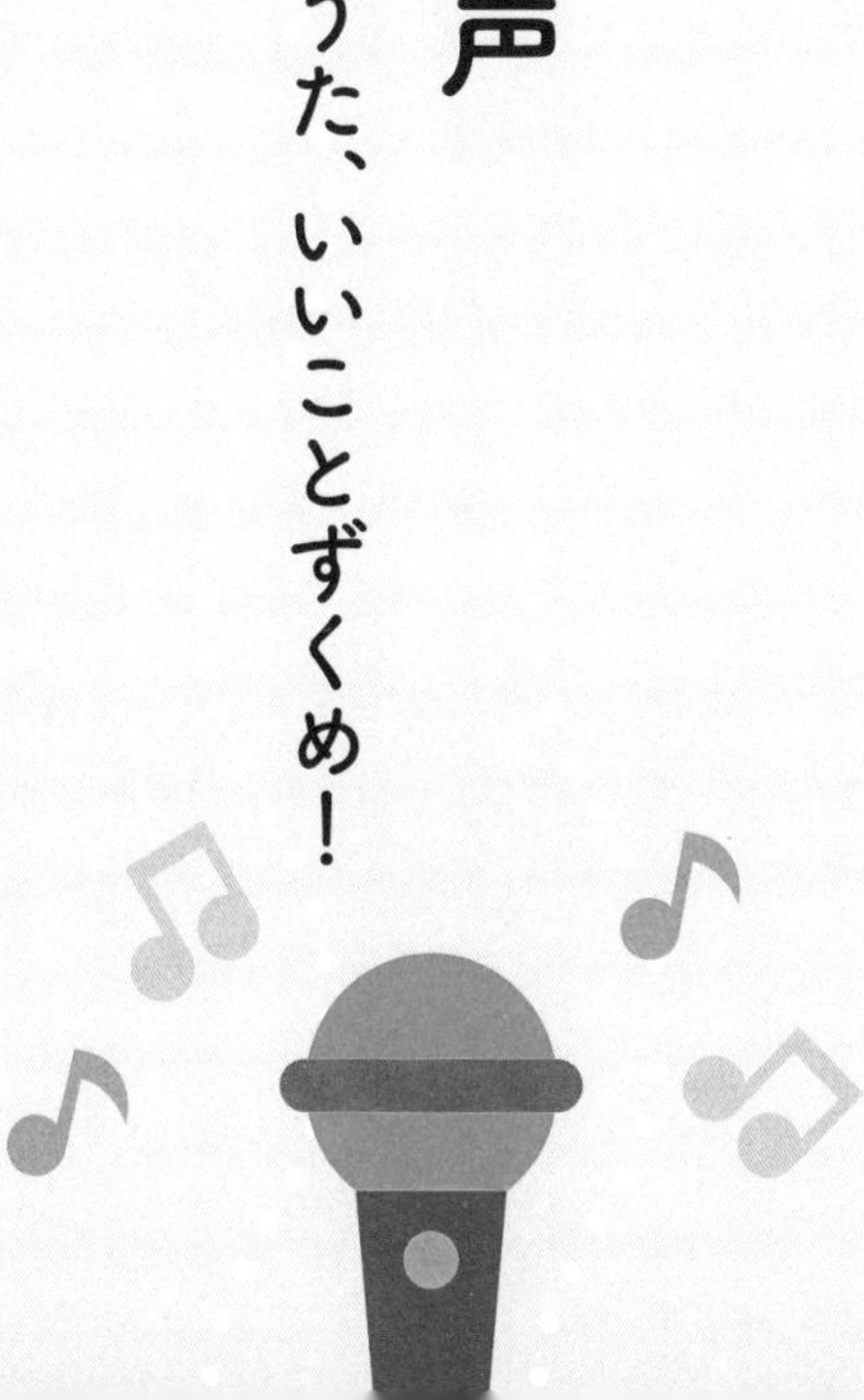

体験談1

「年をとると声帯も干からびる」と言われてショック。薬より効いた風呂カラオケ

（70代女性）

70歳の冬に風邪をひいて、しつこいせきが1カ月続きました。「声が若い」と言われていたのに、それ以降、魔法使いのおばあさんのような声になってしまいました。のどに、いつもなにか引っかかっているような感じも気になって、耳鼻咽喉科へ。若い医師から「年をとると声帯も干からびて、声がしわがれてくるんです。薬は出しますが、効かないことも多いです」と言われて、ショックでした。

実際、薬は全く効きませんでした。そんなとき、テレビ番組で渡邊先生の「のどの

筋トレのすすめ」を見て、外来を受診しました。

「風邪をきっかけに発症した急性声帯炎ですね。しばらく薬はやめて、『のどケア』『のどの筋トレ』を続けてみてください。まず、1日に何回か、両耳の下からのどぼとけにかけて優しくマッサージします。お風呂では、ひとりカラオケを。歌詞がうろ覚えなら『ねいねい』だけで歌っても、ハミングでも大丈夫です。番組で紹介した『ストロー発声法』や、『のどスチーム』も効果的ですよ」。

私はマッサージとストロー発声法、そして風呂カラオケを毎日。あと、ひとりのときは、しょっちゅうハミングするようにしました。


風呂カラオケは「定番曲」を決めると、のどの状態の変化がよくわかると伺って、都はるみさんの「北の宿から」に決めました。

大声を出す必要はなく、口を大きくあけて歌うことで、のどの筋肉が鍛えられるそうです。浴室はだれも見ていないので、表情を百面相のように大げさにして、「北の宿から」と、その日の気分であと数曲、お風呂タイムに必ず歌い続けました。

最初のうちは声がかすれやすく、サビの「♪あなた〜、こいしい〜〜」のいちばん高い音は、全く出ませんでした。めげずに風呂カラオケとハミングを続けたら、2カ月ぐらいで発声が少しラクになり、3カ月後には「♪こいしい〜」の高音も、たまにひょこっと出るようになりました。

それから1年。2回に1回はサビの高音が歌えるようになりました。

半年ぶりに渡邊先生に診ていただいたら、「ふだんの声も、確実につやが戻っています。のどの筋トレ、よく続いてますね」と、ほめられました。

私ののどには薬より効いた風呂カラオケを、地道に続けていきたいと思います。

体験談 2

のどは90代でも若返る。「しゃべるとムセる」症状を、歌って語って治した

（90代男性）

長年コーラスをしていましたが、80代でのどがしょっちゅう痛み、声が出にくくなりました。

近所の耳鼻科に行くと、「あなたは歌を歌う人だから、声帯専門の先生に診ていただいた方がいいでしょう」と、渡邊先生を紹介されました。

渡邊先生からは「年齢的に声帯がやせてきて、声が出にくくなっていますが、正しい発声法を身につければ、また歌えるようになりますよ」と言われて、元気が出ました。

1〜2カ月おきに、言語聴覚士（言語能力や聴覚能力のリハビリを支える専門家）から発声訓練を受けて、自宅では先生直伝の「ABCプッシング法」「舌ストレッチ」、入浴のときは「のーのー発声法」や「ねいねい歌唱」で、風呂カラオケを毎日続けました。

先生の言葉どおり、半年後にはまたコーラスを楽しめるまでになったのです。

ところが90代になって妻に先立たれて気落ちしたところに、コロナ禍が重なりました。かれこれ4カ月、ほとんど人としゃべらず、コーラスにも行かなかった。すると、家で歌えばせきこむ、たまにだれかと話すとムセる、カーペットの数ミリの段差にもしょっちゅうつまずく……。

「声帯が衰えると転びやすくなる」という渡邊先生の言葉を思い出し、「このままでは要介護になってしまう」と、あせりました。

しかし、渡邊先生に「よく使っていた声帯を使わなくなったから、のどの筋肉が弱っているだけですよ。以前のように歌ったりしゃべったりしていれば自然に治ります」と励まされて、再び元気復活。コーラスと風呂カラオケを再開したほか、被爆者としての体験を語り継ぐ「語り部」も始めて、積極的に声を出すようにしました。

すると本当に、せきこんだり、ムセたり、つまずいたりしなくなったのです。

人生の質にも、身体能力にも、生きる張り合いにも、声帯がこれほど大きくかかわっているとは。

老いを自覚したかたはまず、「声を出す」機会を増やしてみてください。

体験談3

ライブを毎日、ネット配信。ライバーの職業病「のどの不調」を克服

（20代女性）

私は半年前から、ライバー（ライブアプリ配信者。インターネット上で視聴者と雑談したり、歌やダンスを披露したりして、「投げ銭」などの形で収入を得る）として活動を始めました。毎日何時間も、話したり歌ったりしています。競争は厳しく、「毎日配信」が当たり前です。

3カ月ほど前から、のどの痛みを感じ、声がかすれるようになりました。事務所から渡邊先生を紹介されて、山王メディカルセンターで受診しました。

先生のお話と診断は「コロナ禍以降、私たちの病院に見える患者さんにも変化が見

られます。以前はアイドルや舞台人が多かった。このところ、あなたと同じく、のどの不調を訴えるライバーのかたが、とても増えています。のどを酷使すると、声帯を支える筋肉が衰えてピタッと閉じなくなるのが、不調の原因です。配信を休めないのは大変ですが、発声法から見直して、のど筋トレーニングを続ければ必ず改善します」というものでした。

のどを守る生活習慣は、

- たばこを吸わない。
- 過度な飲酒をしない。
- せき払いをしない。
- 甘いものや脂肪分の多い食べ物をとりすぎない。
- 辛すぎたり熱すぎたりするものを食べない。
- のどを乾燥させない。

つまり、のどを強く刺激することは、できるだけ控えましょう、というもの。「必ず改善します」と励ましていただいて、気持ちがラクになりました。

言語聴覚士に、のどに負担をかけない声の出し方、肩や胸のストレッチ、「ストローー発声法」「のーのー発声法」などの、のどトレの方法を教わり、毎日続けました。

渡邊先生に「歌の練習は、エコーがきいて気持ちよく歌える風呂カラオケがおすすめです。湿度があるからのどを痛めないし、体が温まってリラックスしているので、のどの緊張もいちばんほぐれやすい。1曲目は毎日同じ歌を歌えば、『え、いつもはサビの部分をひと息で歌えるのに、今日はなんで息が続かないんだ』とか、のどの調子も把握しやすいですよ」と伺って、「これだっ！」。

10分の風呂カラオケのうち2曲分を毎日の歌の練習にあてて、のど用のスチーム吸入器も購入して、ライブ配信の前にのどをうるおすようにしたら、トレーニングとの相乗効果か、のどの痛みや声のかすれが、みるみる改善して驚きました。おかげで今も「毎日配信」を元気に続けています。

第5章

実践！おすすめの風呂カラオケ曲ベスト20と歌唱のコツ

習うより慣れよ。この章はさっそく今日から風呂カラオケを始めるための実践ガイドです。

「効く」風呂カラオケ、5つのポイント

POINT 1

今こそ歌おう、昭和のヒット曲。日本レコード大賞受賞曲・懐メロ人気曲、童謡・唱歌がおすすめ

昭和の日本レコード大賞受賞曲や、懐メロの人気曲は音域が広い歌が多く、歌詞やメロディーを思い出しやすいのでおすすめです。

好きな曲、感情を込めて歌える曲を選んでください。

POINT 2

時間は10分以内

風呂カラオケは、「10分以内」がルールです。

前にお伝えしたように、お風呂で溺れる高齢者は、高温のお湯に15分も20分も浸かり、脳貧血になったり、熱中症のため意識不明になったりして湯船に沈んでいます。

「お湯の温度は41℃まで。時間は10分まで」が、安全とされています。

「3曲で10分まで」の持ち歌をいろいろ用意しておく。歌い終わったら、血圧が急降下しないよう湯船からゆっくり出る。これで「お風呂での溺死」を、劇的に減らせます。

POINT 3

3曲がちょうどいい。定番の1曲目で、のど診断

定番曲を決めて、1曲目は毎回「1番」を2回歌います。同じ歌を毎日2回歌い続けることで、「今日は高音が出にくい。風邪ぎみ?」「息がいつもより続かない気がする。2回目も同じだったら問題だ」など、その日の健康状態を、のどの調子から自分でつかめます。
あとの2曲は自由に、楽しんで歌ってください。

POINT 4

腹式呼吸で歌う

息を吸うとき横隔膜をグーッと下げて、お腹に空気を思いきり入れます。次に息を吐きながら、お腹をできる限りへこませてください。これが腹式呼吸。

空気をたくさん取りこむことができて、上半身がリラックスし、のどにも負担をかけない呼吸法です。胃腸のストレッチにもなり、食欲増進や便秘の解消に役立ちます。

POINT 5 歌詞を忘れていてもOK

普通に歌うほか、このあと紹介するハミング、「ねいねい歌唱法」「のーのー発声法」（P112）も、よいのど筋トレになります。とにかく「声を出して歌う」ことが大切です。

番外 お風呂に入らない日は、のどスチーム

お風呂に入らない、入れない日は、歌う前に「のどスチーム」を。

お湯に重曹と塩を溶かしてタオルを濡らし、のどに蒸気を当てます。
重曹にはたんの切れをよくする効果、塩には消毒作用とのど・声帯の「むくみ」を取る効果があります。

材料

湯気が出るぐらいのお湯（40℃ぐらい）……1ℓ
食用重曹……20g
塩……10g

❶ 洗面器にお湯、重曹、塩を入れてよくかき混ぜます。
❷ 清潔なタオルを①に浸して、軽く絞ります。
❸ タオルを口と、苦しくなければ鼻にも当てて、口から息を吸いながら5分間、のどをうるおします。声帯の粘膜を塩で引き締め、重曹で表面をつるつるに。たんの切れもよくなります。

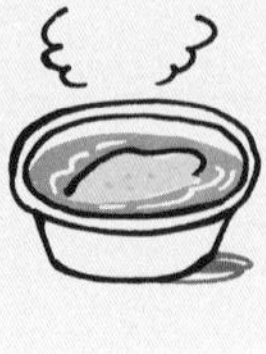

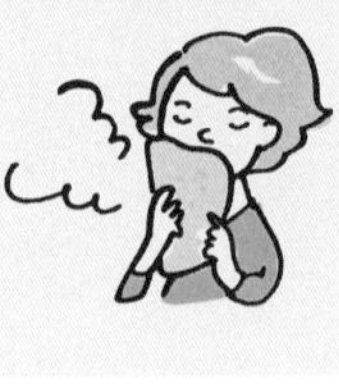

浴槽でできる　のど筋トレーニング

お湯に浸かりながらできるのど筋トレーニングを紹介します。

ハミ活（ハミング活用）
好きな歌をハミング、いわゆる鼻歌で歌います。

口を閉じて「♪ん～んん～ん～」と、鼻に声を軽く響かせます。頬や鼻に軽いビリビリとした振動を感じたら、鼻腔（鼻の穴の内）で共鳴しているサインです。共鳴している感じをつかみましょう。

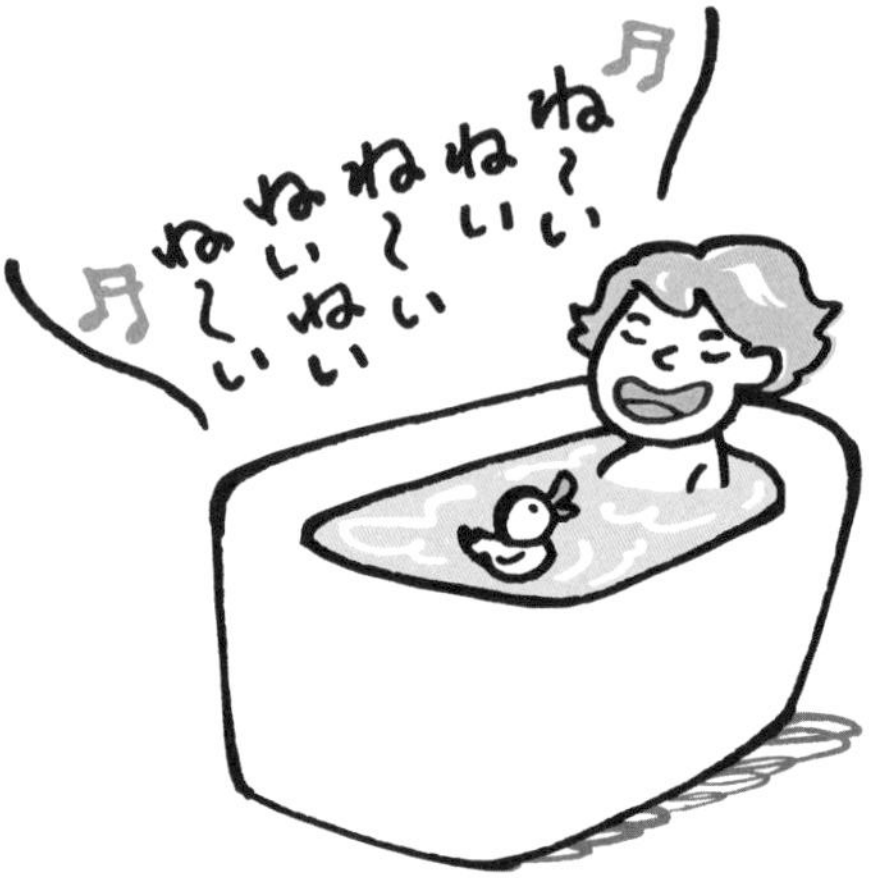

ねいねい歌唱法

風呂カラオケ曲を、歌詞をつけずに「ね」と「い」だけで歌います。

「ね」は鼻腔に響かせやすいN音。「い」は出口の狭い母音で、どちらも歌詞をつけて歌うより、のどに負担をかけません。

高音も無理なく出るので、うまく歌いたい曲の練習にもぴったりです。

のーのー発声法

声にかかわるのどの筋肉を、バランスよく鍛えられる発声法。

❶ 背筋をのばし、口を小さくすぼめて、風呂カラオケの定番曲のメロディーを、「のーのー」だけで歌います。

❷ または、自分がギリギリ出せる声の最低音から最高音まで、「のー」と鼻に抜けるように、途切れずに発声します。
同様に、最高音から最低音まで「のー」と下りてきます。

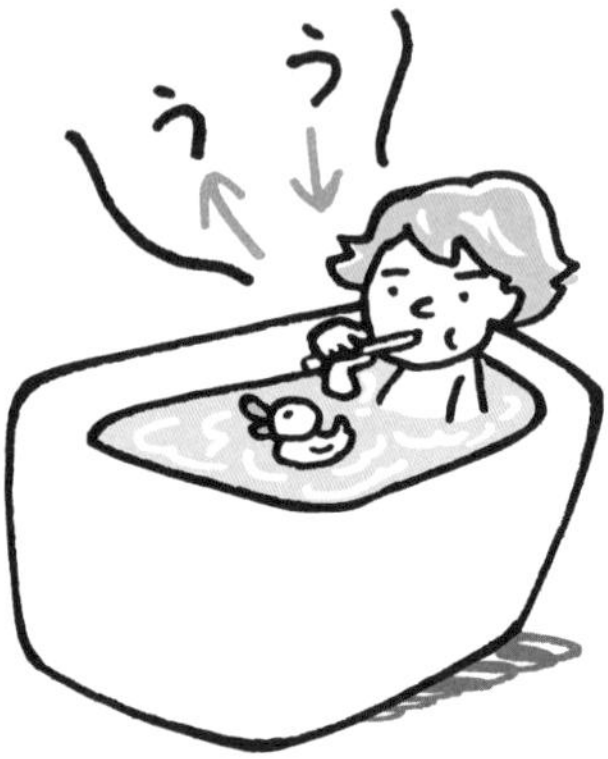

ストロー発声法

ストローを使って行う、よく響く声を目指すトレーニング。

❶ 背筋をのばし、ストローをくわえたまま「うーーー」と、まず5秒声を出し続けます。口の中をふくらませて、圧を高めるのがコツです。

❷ ①ができるようになったら、ストローをくわえたまま「のーのー発声法」と同じく、定番曲を「うー」で歌うか、ギリギリの最低音から最高音まで、「うーうー」と発声。これも3分を目安に。

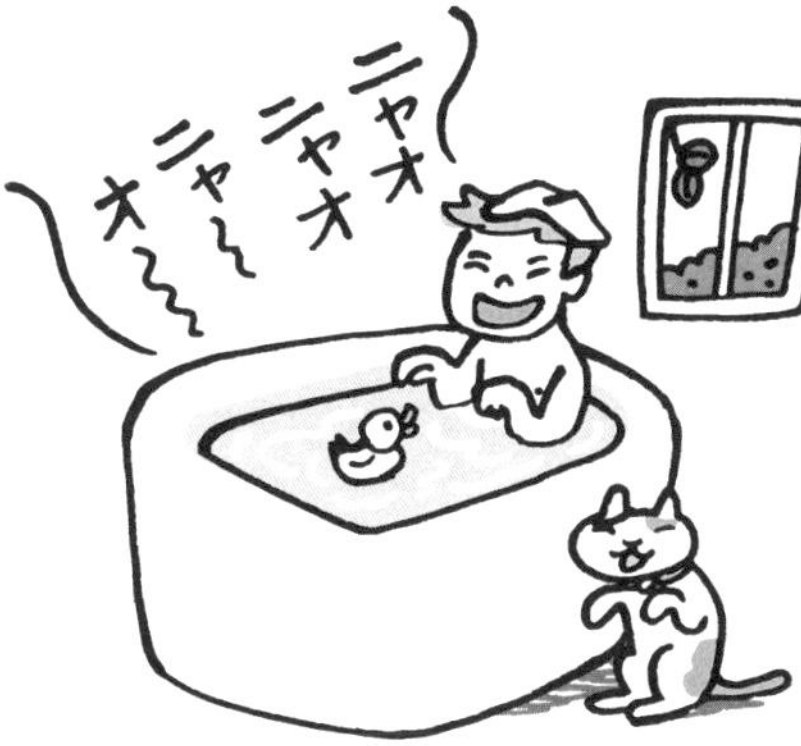

ニャーオ発声法

ひとりきりの浴室だから、思いきり「ニャーオ」。ネコのように脱力して鳴き、のどの緊張をやわらげます。

のどが緊張していると声を出しづらくなり、さらにのどに力が入ります。この悪循環をニャーオで止めましょう。風呂カラオケの合間の気分転換にもぴったりです。

❶ 全身の力を抜きます。

❷ 口を縦に思いきり大きくあけて舌を下げ、あくびをするときのように、息を吸いこみます。

❸ 猫になった気分で「ニャーーオ」と、ため息まじりの声で鳴きます。強く鳴いたり、ニャーーを長くのばしたり、いろいろな鳴き方で5回繰り返しましょう。

風呂カラオケ　私のおすすめ曲ベスト20

それでは風呂カラオケ、いってみましょう♪

【歌謡曲】

1『北国の春』

♪しらかばー　あおぞーら〜〜

男性の風呂カラオケ初心者は、千昌夫さんのように、親しみやすいルックスと歌声の歌手の歌からスタートするのがコツです。男前で美声の歌手の歌は、つい自分と比較して「オレは冴えないなあ」と、やる気をくじかれやすいので。

また、ストレートに「愛してる」「抱きしめたい」などを連発するような、強烈な歌詞の歌もちょっと待って。照れずに歌える自信がついて、もしだれかに聞かれても平気だと思えるようになってからチャレンジした方がいいでしょう。

『北国の春』の歌詞は、都会にいて故郷の早春や、好きと言えなかった人を思い、「帰ろかな」とつぶやく内容。日本人の琴線に触れる望郷の念を、白樺、こぶし、朝霧などの情景描写に重ねて、さわやかにまとめています。

出だしの「しらかばー」が高めの音で始まるので、その日ののどの調子がわかりやすいのです。音をのばす部分も、リズミカルな部分もあってテンポもよく、練習曲にぴったりです。この歌をうまく歌いこなせるようになったら、歌唱に自信がつきますよ。

2『涙そうそう』

♪ふーるい　アールバムー　めくり〜〜

「涙活《るいかつ》」という言葉があります。心の中にたまった悲しみ、くやしさ、つらさなどの抑圧された感情を「泣く」ことで解き放ち、すっきりする。特に、リラックスした状態で「感動の涙」を流すことが、ストレス解消に効果的と言われます。

お風呂は最もリラックスできる空間で、どんなに泣いてもだれも見ていないし、涙はお湯に溶けてくれる。この上ない涙活ルームです。

『涙そうそう』は沖縄の言葉で、意味は「涙がとめどなくあふれて止まらない」。

森山良子さんが、若くして急死した最愛の兄を想って詞を書き上げ、夏川りみさんが歌って大ヒットしました。だれもが胸の中に秘める「いつも自分を見守り、励ましてくれる人」や、「この世にはもういないけれど、きっといつかまた会えると信じられる心の支え」。かけがえのない存在を、人それぞれに思い浮かべながらしみじみ歌って、温かい涙に浸れます。

メロディーもゆったり穏やかで、落ち着いて歌えます。一方、「晴れわたる日も、雨の日も」の高音は、高齢になるほど「のどの調子がよくないと出ない」キーなので、この高音を無理なく歌えることを目標に、定番曲にされるのもいいと思います。

3『北の国から』

♪あーあ　あああ〜〜

1981年の放映開始から40年以上、再放送や特番も含めて繰り返しオンエアされてきた国民的ドラマシリーズ、『北の国から』の主題歌。

歌詞が「あーー、んーー、ラララーー」だけなので、自分の「のどの調子」や「鼻腔に音が響いているか」に神経を集中し、よく耳をすませながら歌えます。

また、歌詞に縛られないのでイメージが広がりやすく、ドラマの舞台の北海道の大自然のさまざまな映像や、忘れられない名場面、それを最初に見たとき自分はなにをしていたか……。記憶の引き出しが次から次に開いて、脳が活性化します。

4『襟裳岬』

♪きたの　まちでは　もおお〜〜

森進一さんのしゃがれ声は味わいがあって、自分ののどの調子がよくないときも、コンプレックスを感じないで歌えますね。気づけばこれも偶然、北国の春の歌でした。『襟裳岬《えりも》』はリズムが安定していて、その点では歌いやすいのですが、歌い始めの低音から「えりもの〜」や「えんりょは〜」の高音まで、音域が広い。この音域を無理なくカバーできるようになったら、のどの筋トレがうまくいっている証拠です。

5『結婚しようよ』

♪ぼくの　かみーが〜〜

一気に、青春時代の気分になって若返れる。これも風呂カラオケの魅力です。吉田拓郎さんの『結婚しようよ』は、なんとなく歌えそうで、実は意外に難しい曲。音程は平均的には低めですが、「♪もうすぐはるが〜」など、急に高音にジャンプする箇所もあります。テンポも速めなので、口と舌をよく動かしてはっきり発声しないと、モゴモゴした歌唱になってしまいます。

ところどころに、こういうポップス調の歌も挟んで、のどのさまざまな筋肉を鍛えるようにしましょう。


昭和の懐メロランキングの常連曲から、のどトレ効果の高い楽曲を選んでみました。ご自身でも、好きな歌の中から音域が広く、表情筋、のど筋がよく動くものをセレクトしてみてください。

童謡・唱歌も幼い頃から繰り返し聞いているのでなじみ深く、四季折々の風物や故郷、家族や友を想う歌詞がほとんどで、なごみます。音域も広いものが多く、風呂カラオケにぴったりなので、積極的に採り入れましょう。

【その他 歌謡曲】

6 『ダンシング・オールナイト』――――♪あまいとき はずむこころ～～

7 『異邦人』――――♪こどもたちがー そらに むかい～～

8 『ワインレッドの心』――――♪もーっとかってに こいしたり～～

9 『川の流れのように』――――♪しらず しらず 歩いてきた～～

10 『木綿のハンカチーフ』――――♪こいびとよ ぼくは たびだつ～～

11 『昴』――――♪めをとじて なにもみえず～～

12 『天城越え』――――♪かくしきれない うつりが が～～

13 『およげ！ たいやきくん』――――♪まいにち まいにち ぼくらはてっぱんの～～

14 『いい湯だな』――――♪ババンバ バン バン バン～～

15 『青い山脈』――――♪わーかく あかるい うたごえに～

16 『翼をください』――――♪いまー わたしの～～

【童謡・唱歌】

17『花』――――♪はーるのー　うらーらーの〜〜

18『シャボン玉』――――♪しゃぼんだま　とんだ〜〜

19『紅葉（もみじ）』――――♪あーきの　ゆーうひーに〜〜

20『故郷（ふるさと）』――――♪うさぎ　おーいし　かのやま〜

第6章

風呂カラオケ・のど筋トレお悩みQ&A

ここでは風呂カラオケとのどの筋トレについて、患者さんや読者のかたから寄せられた、さまざまな疑問にお答えします。本書の要点もつかめますよ。

Q 平日は出勤する前に急いでシャワーを浴びるのですが、「1分シャワーカラオケ」でも、のどの筋トレ効果はありますか?

A もちろんです。毎日少しでも、のどの筋肉を鍛えることで、声帯のコンディションが安定します。シャワーは、寝起きの声帯の「むくみ」取りにも効果的ですよ。

起き抜けは、顔と同じく、声帯もむくんでいます。キリンは立って寝ますが、人間はそうはいかず、横になって寝るので、血液が顔からのどに溜まるのです。むくみが取れるまで、大体3〜4時間かかると言われます。

シャワーは立って浴びるので、血液が全身を巡ります。ワキの下や足の付け根にも水流を当てると、大きな血管が通っているので血行促進効果が高く、のども体もシャキッと目覚めて、むくみも引きやすくなります。

シャワー中はたっぷりの湯気と細かい水流で音がよく屈折して、音響も最高です。ウディ・アレン監督のコメディ映画『ローマでアモーレ』では、平凡な中年の葬儀屋が、シャワーの力で一夜にして大スターになります。新人歌手のオーディションに移動式のシャワー室を持ちこみ、実際に浴びながらオペラを歌って、拍手喝采を浴びます。葬儀屋の妻いわく「バスルームで歌えば、だれでも上手に聞こえるわよね」。

あなたも、起き抜けのシャワーカラオケでスター気分を楽しんで、すっきりした顔とのどで、気分よく一日をスタートしてください。

Q

私は、体や髪を洗う前後に合計2回、各10分お湯に浸かります。そのつど風呂カラオケをしてもいいですか？

A

「休憩」を挟んで合計20分以内の風呂カラオケ、すばらしいです。

前半の10分は、ハミングで定番曲を歌ってのどの調子を見たり、「のーのー発声法」（P113）や「ニャーオ発声法」（P115）で、のどの緊張をほぐす。後半の10分は、定番曲に歌詞をつけて歌い、ほかに自由曲を2曲、楽しんで歌う。この組み合わせなら、のどの筋肉のリラックスとトレーニング、両方がバランスよくかなえられます。

Q ごま油でうがいすると、声帯に膜が張っていい声が出るのですか？

A いいえ、誤解があります。

以前、テレビ番組に出演したとき、タレントさんやアイドルグループのメンバーが、「ごま油うがいで、のどケアをしている」「ライブ前に揚げ物を食べて、のどをなめらかにする」とおっしゃっていました。

しかし、油は声帯に膜を張ることはないし、そもそも食道の方に入るので、声への効果は期待できません。むしろ、油脂をとりすぎると胃酸が出すぎて食道に逆流し、込み上げてきて、のどが焼けつく感じになることがあります。

インドなどの東洋医学では「油がのどによい」とされているようですね。個人差もあり、「これで声が出る」と思われるなら止めませんが、少なくとも西洋医学のアプローチでは、油脂と「のどケア」は無関係です。

Q のどを守るには、なるべくしゃべらない方がいいのでは?

A 治療としての「沈黙療法」はあります。ですが基本的には、毎日しゃべったり歌ったりしないと、のどの筋肉は衰える一方です。

女性は高齢になっても親戚やご近所とのやりとり、趣味のサークルなどを続けて、しゃべる機会が保たれやすいようです。

一方、男性は仕事から離れると孤立しやすく、定年後、会話が急減して「声がかすれるようになった」と訴えるかたが目立ちます。

のどの筋肉が衰えると、のどぼとけが下がって誤嚥にもつながります（P56）。食べ物をのどに詰まらせて亡くなるのは、男性の方が圧倒的に多いのです。「今日はだれとも話をしていない」という日はとりわけ、「のどケア」「のど筋トレ」、そして風呂カラオケを、積極的に行ってください。

Q　60代前半なのに、急に声がかすれてきました。これは老化現象？

A　風邪でもなく、しゃべりすぎ、歌いすぎ、飲みすぎなどの覚えもないのに、突然、声が出なくなった場合、病気が隠れていることがあります。

1週間以上治らなかったら、念のため、のど専門の耳鼻咽喉科で受診しましょう。①ストロボと内視鏡を使って声帯の振動を調べる「喉頭ストロボスコープ検査」ができる。②言語聴覚士がいる。③医師が日本喉頭科学会に所属している。

この3つの条件が揃った病院なら、安心です。

声に異変が起きる病気には、胸部大動脈瘤、脳梗塞、甲状腺がん、肺がん、食道がん、声帯を司る反回神経の麻痺など、深刻なものもあります。喉頭がんなど声帯のがんの場合、ガラガラ声に近くなります。149ページに、声帯の病気をまとめています。

Q **女性は更年期が「第2変声期」で、声が太く低くなると聞きました。今までの声を保つには？**

A　女性ホルモンが減ると、声は男性化します。更年期以降は、女性ホルモンの急減に加えて、血流が悪くなり声帯がむくみ、「太く低い声」になりやすいのです。

逆に男性は、高齢になると声帯がやせて、声の高くなる人が多いのです。

女性が若い声を保つには、風呂カラオケを続ける以外に、「よそゆきの声」を意識してください。女性はコミュニケーション能力が高いので、相手によって、無意識のうちに声をうまく使い分けています。身内には太く低い「ふだん着の声」、身内以外の人には明るく高い「よそゆきの声」。別人かと思うほどです。

つまり、声は相手によって変わる。それを意識して身内や親しい人とも「よそゆきの声」で話しましょう。よい「のど筋トレ」になり、声の若さを保てます。

Q 寝ているときの口呼吸は、のどを痛めるんですか？

A 痛めます。口呼吸では、乾燥した空気やほこりがのどに直接入ってくるからです。

ご自分の鼻をつまんで口呼吸すると、数回でのどが「乾いた感じ」になってくるでしょう。寝ているときはそのまま「口呼吸しっぱなし」になってしまい、のども声帯もガビガビに。唾液も蒸発して少なくなるので、口臭や虫歯、歯周病も招きます。

口はあくまでも「消化器」で、食べ物の入り口なのです。

鼻は本来、呼吸器です。フィルター機能と、加温・加湿のエアコン機能を備えています。ほこりやウイルスは鼻毛や細かい線毛に引っかかったり、粘膜にくっついたり

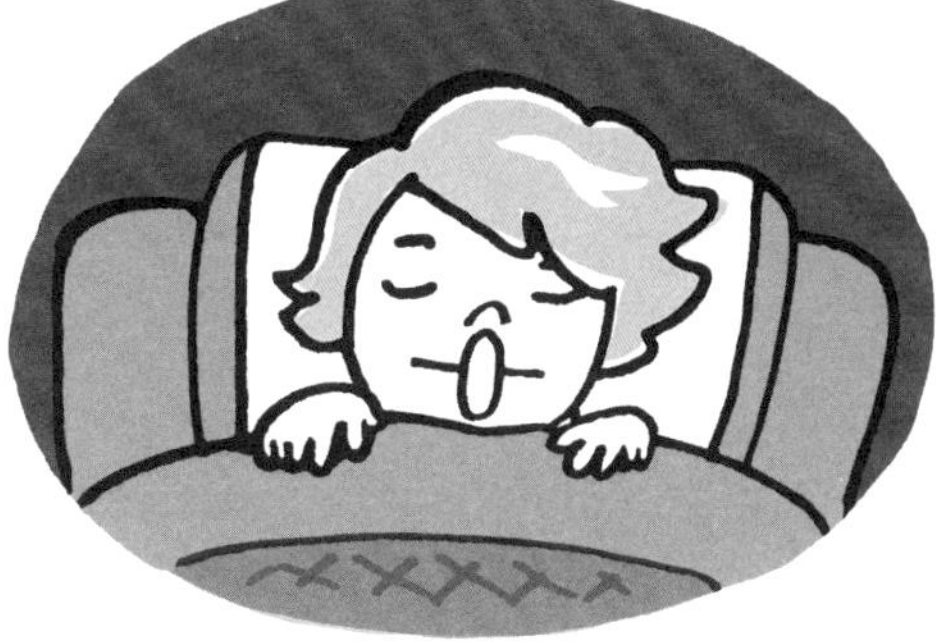

して、体内への侵入がかなり阻止されます。また鼻腔（鼻の穴の内）で空気が温められ、加湿されて体内に入るので、のども声帯も肺も、守られます。

鼻呼吸を体で覚えるには、寝る前に口を閉じて、片方の鼻の穴を指で塞ぎ、片側ずつ5～10回、ゆっくり呼吸することを毎晩続けてみてください。

横向きに寝たり、絆創膏を口に垂直に貼って「口封じ」をしたりすることで、改善する人もいます。

鼻の病気や、「睡眠時無呼吸症候群」（鼻や口から肺への空気の通り道が狭くなり、眠っている間に呼吸が10秒以上止まる状態が繰り返される。耳鼻咽喉科で、自宅で簡単に検査できる装置を借りられる）かもしれないと思ったら、耳鼻咽喉科で受診しましょう。

Q おすすめののどアメや、のどにいい食べ物、飲み物を教えてください。

A のどアメは、口の中をほどよく刺激して唾液の分泌を促し、のどの乾燥を防ぎます。ただ、糖分の高いアメをなめ続けると、唾液が粘ったり、胃酸が出すぎたり、血糖値も上がりやすいので、シュガーレスのものを選んでください。糖分の含まれないミント風味の清涼菓子や、酢昆布を少々口に含むのもいい方法です。

キシリトール配合のシュガーレスガムも唾液がよく出て、嚙むたび舌、アゴの関節、口のまわりの筋肉がしっかり動き、よいのど筋トレにもなります。嚙みながら話すのも効果的です。

〝免疫ビタミン〟と呼ばれるリポ多糖類（LPS）が豊富な、**めかぶ**、**わかめ**、**ほうれん草**、**レンコン**。亜鉛の多い**牡蠣**や、鉄分の多い**レバー**。ビタミンCの多い**ブロッコリー**や**いちご**。ふだんの食事では、このような食品が、のどや声帯の粘膜を守ります。

コーヒーのようなカフェイン飲料はのどの粘膜を刺激することがあり、甘い飲み物や炭酸飲料は胃酸が出やすいので、歌う前は避けて、**水か「つや声ドリンク」**（P92）を飲んでください。

Q　何十年もガラガラ声ですが、昔は美声が自慢でした。戻れますか？

A　治療が必要かもしれません。

接客業などで、毎日お酒を飲みながら何時間もしゃべり続けてきたかたや、長年へビースモーカーのかたは、のどの炎症が重症化して、「酒焼け」「たばこ焼け」（医学的には「器質性音声障害」）と言われる、特有のガラガラ声になります。

のどの筋肉がのびきったゴムのようになるとうまく働かず、声の幅が狭くなります。特に高い声は声帯を引きのばさないと出ないので、声帯が衰えると、高い声を出しにくくなります。息漏れもするし、声が響かなくなります。

禁酒・禁煙や、無言でいる「沈黙療法」などを試しても改善しなければ、投薬治療や、場合によっては手術が必要です。治療後に「のど筋トレ」を続ければ、昔の美声に近づけるでしょう。

Q

のどが乾燥しやすいのですが、スチーム吸入器を購入した方がいいですか？

A

のどのケアで最も大切なのは「保湿」です。歌手やアナウンサーなどプロフェッショナルのかたはよく吸入器を愛用されていますが、お手入れがかなり煩雑で、時間も取られます。

そこで私は、基本的には「濡れマスク」「塩水うがい」をすすめています。

こまめな水分補給も忘れずに。

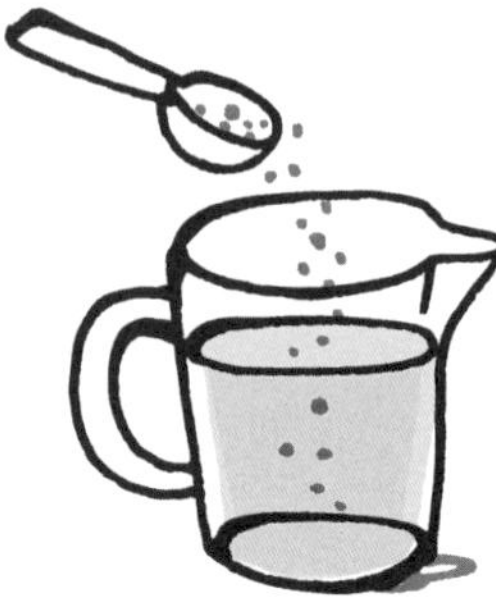

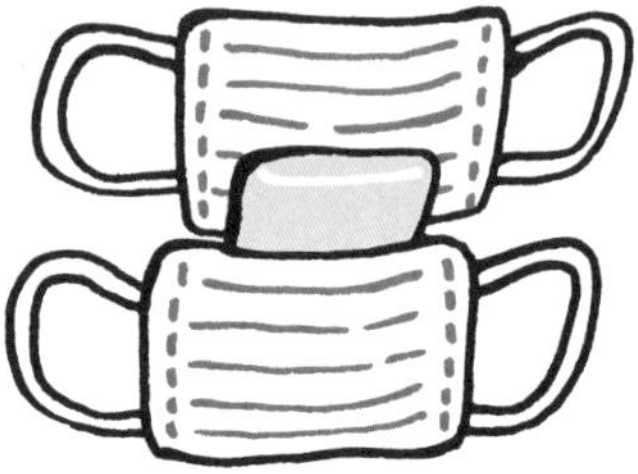

【手作り濡れマスクの作り方】

2枚の不織布マスクの間に、濡らしたガーゼやティッシュペーパーを挟む。

※就寝中は窒息などのトラブルのおそれがあるので、はずしてください。

【塩水うがいの方法】

空気が乾燥する冬は特に、帰宅後のうがいでのどを守ることが大切です。

外出から戻ったら、真水よりも浸透圧が高く、消毒作用がある塩水（水500mlに塩小さじ1杯を溶かす）でうがいすると、のどの乾燥と炎症を抑えられます。

Q 新型コロナ禍以降、人と会う機会がめっきり減ったままです。風呂カラオケのほか、「発声」の機会を増やす方法はありますか？

A 声とのどの老化が進む一番の原因は「話さなくなること」です。声を出さないと、のどの筋肉はあっという間に衰え、ひいては足腰も弱っていきます。しょっちゅう電話でおしゃべりするのが、効果的です。

新型コロナ禍の自粛生活が、何年たっても尾を引いていますね。今も外出するときマスクを手放せないかたが高齢者に多く、「マスクをしたまま話す」場面が多くなったことも、のどの衰えを加速しています。マスク内の空間だけで、表情筋を動かさずに口を動かすため、もごもごした話し方になりやすいのです。

以前より発声量がぐんと少なくなったことは、のどと声帯の老化に直結しています。また、私は患者さんに**「家族や友人と、しょっちゅう電話でおしゃべりして、声を出す機会を増やしてください。大きな声ではっきり話すことを心がけると、自然に腹筋や背筋も使いますよ」**と伝えています。肉声でやりとりすると、お互いの体調の変化を、声から察し合えるメリットもあります。どうぞ、電話の輪を広げてください。

第7章

のどのケアと、声が教える病気

のどをいじめる生活習慣

声がしゃがれたり、むせたり、詰まったり。異変を感じて初めて、のどの老化に気づくかたが多いですね。のどのコンディションには、食事など生活習慣の積み重ねが大きくかかわっています。

のどや声に悪影響を与える習慣を改めると、のどの調子も変わってきますよ。

【過労、睡眠不足、ストレス】

のどと声は体調のバロメーターです。ひどく疲れたり、寝不足だったり、ストレス状態が続くと声帯が乾燥し、のどの筋肉がこわばります。すると、てきめんにのどが痛んだり、せきが出たり、声がかすれたりします。

また、声帯がピタッと閉じないので「踏ん張り力」も落ちて、よろけやすくなります。無理は禁物です。

【ファストフードと炭酸飲料の組み合わせ】

脂肪分の多いファストフードと糖分多めの炭酸飲料。この組み合わせは、胃酸の過剰分泌を招きやすい。

逆流してきた胃酸で「むね焼け」だけでなく「のど焼け」も起きて、声がかすれるなどにもつながりかねません。日本人の胃酸分泌は、食生活の欧米化とともに年々増えて、今5人に1人が「逆流性食道炎」にかかっているという報告もあります。

のどの調子がおかしいときは、食生活もふり返ってみてください。甘いものや脂っこい食べ物は、ほどほどに。

【アルコール度数の高いお酒、たばこ】

ウイスキーやジンのようなアルコール度数の高いお酒がのどを通ると、粘膜が硬くなりやすい。深酒が続くと、声帯に炎症が起きて声がかれる「酒焼け」も招きます。

さらに、アルコールは体の脱水を促進するので、のどが乾燥しやすくなります。

また、たばこの煙には70種類もの発がん物質が含まれ、のどから、声帯、肺に腸まで悪影響を受けます。喫煙が喉頭がんのリスクを高めるという医学データもあります。のどによいことはなにもありません。

のどの筋肉を鍛えたいかたは、前提として強いお酒や深酒、喫煙は控えてください。

【カフェインが含まれる飲み物】

コーヒーや紅茶、緑茶その他のカフェイン飲料は、利尿作用によって水分が体外に排出されすぎたり、胃酸の分泌が増える原因になったりします。のどの粘膜を刺激することもあります。なるべくノンカフェインの飲み物を選んでください。

【激辛の食べ物】

のどがヒリヒリ痛むほど辛い食べ物は、のどを刺激して傷つけます。これが習慣化するとだんだんと辛さに慣れて、さらに強い刺激を求めるようになります。放置してエスカレートすると、のどにポリープや腫瘍などができてしまうこともあります。

【長時間のおしゃべり】

何時間もしゃべり続けると、声帯に負担をかけます。無言で相づちを打つ時間を増やすなど、声帯を上手に休ませてあげてください。

【大声を出すこと、叫ぶこと】

大声を張り上げたり、叫んだり、怒鳴ったりするとき、声帯の左右のヒダが激しくぶつかり合い、擦れ合うので負担がかかります。

話をするときの声量は、「手が届く範囲にいる人に聞こえる程度」がのどを痛めません。状況に応じてマイクやメガホンなどもうまく活用しましょう。

【ささやき声】

ささやき声は、声帯を乾燥させやすい。声帯のヒダを開いて、空気を通しつつ発声するため、声帯にドライヤーをかける感じになるからです。

【裏声】

声帯が引っ張られるので、おすすめできません。特に声帯ポリープなどの手術後は、裏声を出さないこと。

【前かがみの食事】

前かがみになって食事すると胃が圧迫されます。すると食事中や食後に、胃酸が食道からのどに逆流してきて、のどを痛めやすくなります。

【乾燥】

念押しになりますが、「のどは保湿が命！」です。声帯が正常に動くには、支える筋肉にゴムまりのようなやわらかさと弾力が必要です、声帯そのものも振動するときにぶつかり合うので、なめらかで湿っていると、衝撃がやわらぎます。

突然の「声の異変」が知らせる「病気」

声の異変に気づいて、風邪や寝不足などの心当たりがない場合は、専門医の診察を受けてください。放っておいてはいけません。命にかかわる病気のサインであることも多いからです。

ここでは、突然の声の異変によって気づくことの多い「のどと声帯の病気」、そして「声に影響が出る深刻な病気」について、簡単にご紹介します。

【大声の出しすぎによる声がれ】

カラオケやスポーツ観戦などで長時間、大声を出し続けると、声帯が傷ついて声がかれます。間に休憩を挟むなどして、のどを休ませましょう。酒の飲みすぎやたばこの吸いすぎも声がれを招きます。

【急性声帯炎】

歌手・声優、舞台俳優、教師、保育士など、仕事でのどを酷使する人に起きやすいトラブル。特に長時間、大声を出したことや、風邪をきっかけにのどに炎症が起こると、急にのどがひどく痛んだり、声が出なくなったりします。

【声帯結節】

声帯のタコ。声帯どうしが擦れ合いすぎて、粘膜の縁がマメのようにふくらみます。声帯の両側にできやすい。

【声帯ポリープ】

声帯の血管が切れて血豆ができ、粘膜の縁がキノコのように飛び出します。声帯の片側だけにできやすい。

長時間、せきこむことや、大声を出すこと、大気汚染、空気の乾燥、喫煙などによって声帯がダメージを受け続けると、結節やポリープができます。

【心因性失声症（心因性発声障害）】
ストレスやトラウマから女性が発症しやすく、ささやき声や息漏れ声になります。昔の話ですが、皇后時代の美智子さまも、数カ月声が出ないことがありました。

【肺結核】
今も日本で毎年1万人以上の新しい患者が生まれている、油断できない感染症です。声がれ以外にせき、胸の痛みや息苦しさ、発熱などがある、あるいは、疲れやすい、体重が減ってきた、そういう場合は、病院で検査を受けてください。

【咽頭がん、喉頭がん】
声がれや、のどの違和感などを感じます。症状はのどにとどまらず、がんが進行すると臭いのする鼻水や鼻血が出ることもあります。

それに加えて、首が腫れたり、ものが二重に見えたりする場合は、上咽頭がんの可能性もあります。

【甲状腺がん、食道がん】

がんが神経に浸潤して、声帯が麻痺する場合があります。

【その他のがん】

のどから離れた場所のがんでも、体力低下から声に影響がでることがあります。プロ野球解説者の衣笠祥雄さんは、71歳で亡くなる少し前のテレビ中継で、声が聞き取れないほどしわがれていて、「深刻な病気なのでは？」と心配の声が上がりました。実は大腸がんのため闘病されていました。

【甲状腺機能低下症】

頸部（首）にある甲状腺のホルモン分泌が不十分となる病気。声がかすれることがあり、放置すると慢性化して、顔の腫れや体重の増加などの症状が出ることもあります。

【反回神経麻痺】

声帯を動かす反回神経の障害によって声帯が動かなくなり、声がかれます。言葉が途切れ途切れになったり、せきが出たときに唾液や食べ物が気管支に入ってしまうことも。

【大動脈瘤】

大動脈の内腔にコブが形成される病気。放置すると破裂して失血死に至ることがあります。胸部大動脈瘤が大きくなると、反回神経を圧迫するので、声がかすれたり、出なくなったりします。

【狭心症、心筋梗塞などの心臓疾患、脳卒中】

突然、のどに違和感が生じた場合には、心臓疾患の可能性があります。特に「冷や汗を伴う、腕がだるい、胸が締めつけられるような感じがする」などの症状を伴っていたら、すぐに循環器内科のある病院へ。

急に「のみこむ」動作ができなくなった場合は脳卒中（脳梗塞・脳出血）による麻痺の疑いがあります。

おわりに

最後まで本書を読んで下さり心より感謝申し上げます。この本を通して、読者の皆さまのお風呂タイムがさらに健康に寄与するものとなれば、とてもうれしく思います。

さて、声の専門医である私が本書を書くきっかけになったのは、月刊誌『婦人公論』の企画で歌手の天童よしみさんと声について対談をしたことによります。

天童さんは、その素晴らしい歌声をキープする秘訣として、自宅のお風呂にはカラオケがあり、お風呂の中でもよく歌っていることをあげられていました。以前より「お風呂カラオケ」として声の健康法を提案していた私は、それは医学的にもとても正しいいし、長生きにもメリットがありますと受け答えしました。しかもよくよく考えてみれば、歌う時には意識は基本しっかりしているし、楽しい気持ちになることが多い。さらにお風呂でウトウトして溺れるなどの生命に危険を及ぼすリスクを減らすことが出来る！　と気づいたのです。天童さんとのご縁も、歌手の声がれを治す医師として診察させて戴いていたことから生まれたものです。

私が人の声に興味を持ち、耳鼻咽喉科の中でも音声言語医学を専門にしたのは、実家での環境も少なからず影響しています。それは亡き父が、現在も笑福亭鶴瓶さんや明石家さんまさん、堀内孝雄さんたちがパーソナリティをつとめている毎日放送「MBSヤングタウン」（通称ヤンタン）のプロデューサーをしていたため、30～40年前の当時、若かったヤンタンパーソナリティ達が大阪府・箕面市にあった自宅に本当に数多く訪ねてこられたのです。それこそ生声歌唱や番組さながらのおしゃべりを、子供時代から学生時代まで聴くことができる環境にあり、広い意味でとても大切にしてもらった恩が僕にはあります。耳鼻咽喉科医師としてその〝恩送り〟をしたいと強く思い、現在に至ります。読者の皆さまにも恩送りをしたいと思っています。

最後になりましたが、編集企画をしていただいた中央公論新社小林裕子さま、最後までプロ顔負けの校正を手伝だってくれた山王メディカルセンター安達美由紀さま、そして東京ボイスセンター関係者の皆さま、家族に感謝をして筆をおきたく思います。

2024年1月

東京ボイスセンター　センター長

渡邊雄介

（BGM　谷村新司　アルバム「昴」）

挿画・挿絵　大高郁子
編集協力　日高あつ子
装幀　中央公論新社デザイン室

JASRAC　出 2400271-401

渡邊雄介（わたなべ・ゆうすけ）

医師。山王メディカルセンター副院長、国際医療福祉大学東京ボイスセンター長。国際医療福祉大学医学部教授。耳鼻咽喉科・気管食道科専門医、音声言語認定医。特に喉頭疾患、音声障害分野が専門。歌手・俳優の音声障害治療を数多く手がける。東京ボイスセンターの患者数は外来数・リハビリ数・手術数いずれも日本随一。「人は声から衰える」ことを解説、転倒や嚥下障害、老人性ひきこもりなどの遠因にもなるとして、科学的エビデンスにもとづくのどの筋トレを提唱。『フケ声がいやなら「声筋」を鍛えなさい』など著書多数。読売新聞（医療ルネサンス）連載のほか、「きょうの健康」「あさイチ」（ともにNHK）、「世界一受けたい授業」（日本テレビ）などテレビ出演も多く、わかりやすく丁寧な解説と患者の悩みにこたえる実践的なエクササイズの紹介が好評を博す。

毎日《まいにち》10分《ぶん》
長生《ながい》き風呂《ふろ》カラオケ

2024年2月10日　初版発行

著　者　渡《わた》邊《なべ》雄《ゆう》介《すけ》
発行者　安部順一
発行所　中央公論新社
〒100-8152　東京都千代田区大手町1-7-1
電話　販売 03-5299-1730　編集 03-5299-1740
URL　https://www.chuko.co.jp/

DTP　今井明子
印　刷　大日本書印刷
製　本　小泉製本

Published by CHUOKORON-SHINSHA, INC.
Printed in Japan　ISBN978-4-12-005740-3　C0030